人体表面解剖图解

主编

国海东　牟芳芳

主审

邵水金

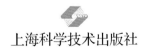

上海科学技术出版社

图书在版编目（CIP）数据

人体表面解剖图解 / 国海东，牟芳芳主编. -- 上海 ：
上海科学技术出版社，2024. 10. -- ISBN 978-7-5478
-6823-2

Ⅰ. R322-64

中国国家版本馆CIP数据核字第2024SV4339号

人体表面解剖图解

主编　国海东　牟芳芳

主审　邵水金

上海世纪出版（集团）有限公司
上海科学技术出版社　　出版、发行

（上海市闵行区号景路 159 弄 A 座 9F-10F）

邮政编码 201101　www.sstp.cn

山东韵杰文化科技有限公司印刷

开本 787×1092　1/16　印张 12

字数：240 千字

2024 年 10 月第 1 版　2024 年 10 月第 1 次印刷

ISBN 978-7-5478-6823-2/R·3103

定价：148.00 元

内容提要

　　本书包括头部表面解剖、颈部表面解剖、胸腹部表面解剖、脊柱区表面解剖、上肢和下肢表面解剖 6 章，以及附录的人体腧穴取穴方法。每章较为详尽地收集和记载了各部位的皮肤标志、骨性标志、肌性标志，重要结构、血管、神经的体表投影，以及部分体表标志的特殊触诊方法等；附录简明扼要介绍了全身 361 个经穴和 48 个标准经外穴的取穴方法。全书配有插图 204 幅，其中大部分为各部位的彩色实体照片，与文字部分相互阐释，展示所描述的解剖结构。

　　本书通俗易懂，图文并茂，条理清楚，实用性强，既可以作为各医学院校开设表面解剖课程的教材使用，也是一本有价值的教学、科研和医疗的参考书。适合不同层次的医学生、教师和从事针灸、推拿、针刀、康复科等医务工作者，以及运动员、健身爱好者和医学爱好者阅读、使用。

编委会名单

主编

国海东　牟芳芳

副主编

崔国红　朱　晶　朱青春

编委

邵长乐　孟婉婷　刘宝年　王兴兴　郭春霞
王临梅　陆萍萍　李秀雅　蔡　昊

主审

邵水金

编写说明

　　表面解剖学，作为解剖学的一个重要分支，通过体表触摸、度量、观察、标测等方法来研究皮肤、皮下组织、肌肉、骨骼等结构的表面形态特征。它在临床医学、运动医学、针灸推拿学和康复医学等领域中具有重要的应用价值，能够帮助临床医生通过观察和触摸患者的体表特征，来诊断疾病或确定手术操作的位置；能够帮助运动医学专家了解运动员的肌肉、骨骼和关节结构，从而制定更有效的训练计划和康复方案，以及运动损伤的诊断和治疗；能够帮助针灸推拿医生更加准确地进行穴位定位，避免针刺危险事故发生，提高针灸、推拿临床疗效；能够帮助康复师了解患者的损伤程度和恢复情况，并制定更有效的康复计划，帮助患者恢复身体功能。

　　随着医学技术的不断进步和人工智能的广泛应用，如三维重建、虚拟仿真等技术，使得我们能够更加直观地展示和学习人体解剖结构。但是，目前在实际教学过程和临床实践中仍然存在一些挑战。一方面，在我们的教学和学习过程中，相对比较注重人体解剖结构本身的位置、形态和结构等，但不太强调其在体表的表现；另一方面，人体表面结构的复杂性和多样性，使得医学生以及一些青年医生，在人体实体上难以准确触及相关体表标志，难以把握体表标志与深部解剖结构的关系等问题。

　　本书着眼于能够直接触摸或肉眼直接观察到的皮肤、骨骼以及肌性标志，系统全面地介绍了人体各部位的表面结构。以文字的方式对体表标志的位置、形态特征，肌肉的起止点、走行、神经支配和作用，重要结构及血管和神经的体表投影，以及部分体表标志的特殊触诊方法等进行了介绍，并配以实体写真照片，直观生动地展示了人体表面的各种形态和结构，以帮助读者更好地理解和掌握人体的体表标志以及相应的触诊方法。此外，在附录中按照人体部位分为头颈部、胸腹部、背腰部、上肢部和下肢部五个部位，简明扼要地介绍了全身 361 个经穴和世界卫生组织规定的 48 个标准经外穴的取穴方法。

通过对本书的学习，我们可以更准确地理解人体表面的体表标志及其各种变化，为医学诊断、治疗和康复提供更为精确的依据。本书不仅为医学生提供了人体表面解剖结构知识，也为临床医生和相关领域的专家提供了宝贵的参考。此外，还可以为运动员、健身爱好者和医学爱好者提供有关身体形态、结构的指导，帮助他们更好地进行锻炼和训练。

编者

2024 年 7 月

目 录

第一章
头部表面解剖

境界与分区·头部与颈部相连，以下颌骨下缘、下颌角、乳突尖、上项线和枕外隆凸的连线为界，界线以上为头部，以下为颈部。头部可分为颅部和面部，两者以眶上缘、颧弓、外耳门上缘、乳突尖、上项线和枕外隆凸的连线为界，上方为颅部，前下方为面部。

颅部·由脑颅骨围成颅腔，颅腔内主要容纳有脑、脑膜、脑血管和脑神经等。

面部·位于颅部的前下方，以面颅骨为基础。根据面部的解剖学特点和临床应用的需要，又可分为眶区、鼻区、口区、耳区和颧区、颊区等。

第一节·体表标志

一、皮肤标志

1. 发际·包括前发际和后发际。额部头发根部的边缘线为前发际，枕部头发根部的边缘线为后发际。前、后发际为头部穴位定位的重要标志，如前发际正中直上 5 寸（指寸，下同）为百会穴，后发际正中直上 0.5 寸为哑门穴。

2. 鬓发和额角·鬓发是指耳郭前上方的头发，鬓发前缘后方约 0.5 寸自上而下有颔厌、悬颅、悬厘、曲鬓穴，鬓发后缘有耳和髎穴。额角是指前发际与鬓发前缘相接处，额角发际上 0.5 寸为头维穴。

3. 眼睑·包括上睑和下睑。睑的游离缘称为睑缘，睑缘长有睫毛。上、下睑内侧相连处称为内眦，外侧相连处称为外眦。目内眦的稍内上方为睛明穴，目外眦为瞳子髎穴。上、下睑之间的裂隙称为睑裂。上睑以眉毛与额部皮肤清晰地分开，下睑的下方无明显的界限，仅相当于眶下缘稍下处，渐次移行为颊部皮肤。此处皮肤可见两浅沟或皱褶，即鼻睑沟由内眦向外下方斜行，颧睑沟由外眦向下内方走行，形成所谓"卧蚕"。

眼睑处皮下组织疏松，当面部水肿时，尤其是上睑常先出现浮肿。

4. 鼻 · 位于面部中央，以骨和软骨为基础，外覆以软组织构成，体表标志如下。

鼻根 · 在鼻上部，为左、右目内眦之间的部位。

鼻尖 · 为鼻下部中央，隆凸最高处。鼻尖为素髎穴。

鼻背 · 又称鼻梁，为鼻根和鼻尖之间的部位。鼻背上部以骨作为支架，硬而固定；下部以软骨作为支架，较软且具有一定活动性和弹性。

鼻翼 · 为鼻尖两侧的半球状膨大部，下缘游离。鼻翼和鼻尖处的皮肤较厚，并有丰富的汗腺和大型皮脂腺，与皮下组织结合较牢固，无移动性，是痤疮和疖肿的好发部位。

鼻孔 · 为鼻下部的一对向下开口的洞孔。

鼻小柱 · 位于左、右鼻孔之间，分隔左、右鼻腔，向后延续为鼻中隔。

5. 口唇 · 包括上唇和下唇，为口腔的前壁。上、下唇外侧的连接处称为口角。口角旁开 0.4 寸为地仓穴。上、下唇与口角围成的裂隙称为口裂。在唇的游离面皮肤与黏膜移行处，因有丰富的毛细血管而呈鲜红色，称为唇红；机体缺氧时则可变为暗红色乃至绛紫色，称为发绀。

6. 人中 · 又称人中沟，为上唇表面正中线上的纵行浅沟（图 1-1）。该沟的上 1/3 与下 2/3 交界处为水沟穴。

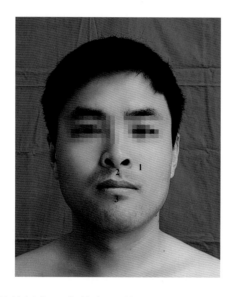

图 1-1 · 面部前面观
1. 鼻唇沟
2. 人中
3. 颏唇沟

7. 鼻唇沟 · 为鼻翼外侧向口角外侧延伸的浅沟，位于上唇与颊之间，左右对称（图 1-1）。面神经麻痹时，同侧鼻唇沟变浅或消失。迎香穴在鼻翼外缘中点旁，鼻唇沟中。

8. 颏唇沟 · 为下唇下方与颏部交界处的横行浅沟（图 1-1）。此沟中点凹陷处为承浆穴。

9. 耳郭 · 位于头的两侧，为外耳外露的部分，大部分由软骨构成支架，体表标志如下（图 1-2）。

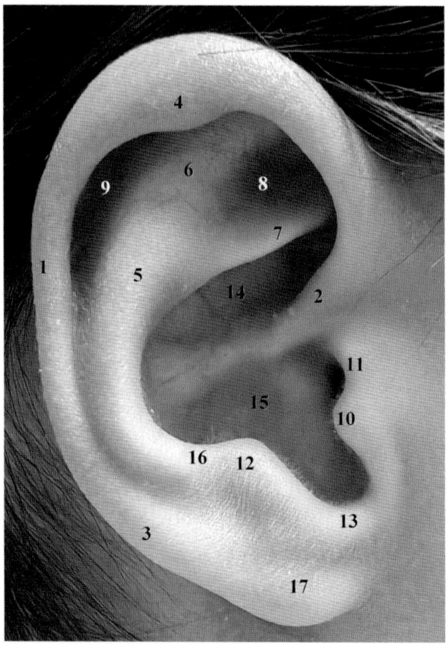

图 1-2 · 耳

1. 耳轮　　　　　10. 耳屏
2. 耳轮脚　　　　11. 屏上切迹
3. 耳轮尾　　　　12. 对耳屏
4. 耳轮结节　　　13. 屏间切迹
5. 对耳轮　　　　14. 耳甲艇
6. 对耳轮上脚　　15. 耳甲腔
7. 对耳轮下脚　　16. 轮屏切迹
8. 三角窝　　　　17. 耳垂
9. 耳舟

耳轮 · 为耳郭周边卷曲的游离部分。痛风石见于痛风病，常于耳轮部皮下形成小结节，对痛风诊断具有重要意义。

耳轮脚 · 为耳轮深入到耳甲的横行隆起部。

耳轮尾 · 为耳轮向下移于耳垂的部分。

耳轮结节 · 指耳轮后上方的一个不太明显的小结节（肥大部分），是人体耳尖的遗迹，又称达尔文结节。

对耳轮 · 是与耳轮相对，上部有分叉的隆起部分。由对耳轮体部、对耳轮上脚和对耳轮下脚组成。对耳轮体部即对耳轮下部呈上下走向的主体部分，对耳轮上脚是对耳轮向上分支的部分，对耳轮下脚是对耳轮向前分支的部分。

三角窝 · 为对耳轮上、下脚与相应耳轮之间围成的三角形凹窝。

耳舟 · 为耳轮与对耳轮之间的弯曲凹沟。

耳屏 · 位于耳郭前部，外耳道口前方的小隆起，又称耳珠。在耳屏前方 1 cm 处可触及颞浅动脉搏动。如颞部出血，可在此将颞浅动脉向颧弓压迫，以达到临时止血的目的。

屏上切迹 · 为耳屏与耳轮之间的凹陷部，又称耳前切迹。

对耳屏 · 位于耳垂上方，与耳屏的相对的瓣状隆起。

屏间切迹 · 为耳屏与对耳屏之间的凹陷部。

耳甲 · 为对耳轮前方较深的凹窝，几乎占耳郭的大部分。

耳甲艇 · 耳甲被耳轮脚分为上、下两部，上部较小，称为耳甲艇。

耳甲腔 · 耳甲下部较大，为耳甲腔。耳甲腔向下内经外耳门可通向外耳道。

轮屏切迹·为对耳轮与对耳屏交界的凹陷处。

耳垂·为耳郭下 1/5 的柔软部，内无软骨，过去是临床采血的常用部位。

二、骨性标志

1. 眉弓·位于眶上缘上方的弓形隆起，男性隆起较显著。眉弓适对大脑额叶的下缘，其内侧份的深面有额窦（图 1-3）。眉弓表面有眉毛覆盖，眉毛的内侧端为攒竹穴，外侧端为丝竹空穴。

2. 眉间·又称眉心，为两侧眉弓连线与正中线的交点处，此点略显凹陷（图 1-3）。从体表观察即为两侧眉毛内侧端中点处，印堂穴正当此处。

3. 眶上切迹·有时为眶上孔，位于眶上缘的外侧 2/3 与内侧 1/3 交界处，即距正中线约 2.5 cm 处，内有眼神经的分支眶上神经以及眶上血管穿出，分布于上睑和额部（图 1-3）。用力压迫此处，可有明显痛觉。因此，临床上在此进行压眶试验，以检查昏迷患者的昏迷程度。三叉神经受刺激时，可在三叉神经三支中的任何一支单独发生或两支、三支合并发生三叉神经痛，如果发生在第一支，可在此处按压检查，以诱发疼痛出现，借以诊断。鱼腰穴约当眶上切迹或眶上孔处。

4. 眶下缘和眶下孔·眶下缘为眼眶下壁前缘增厚突出的部分，在下眼睑处可清楚地触摸到。位于眶下缘中点的下方 0.5~1 cm，前正中线旁开 2.5 cm 处，有眶下孔，内有上颌神经的终末支眶下神经及眶下血管穿过，分布于下睑、颊部、鼻侧面及上唇等处皮肤。当两眼平视前方时，眶下孔正当瞳孔直下，以手指触摸，此处为一凹陷（图 1-3）。三叉神经疼痛时也可压迫该部位以诊断和治疗。四白穴正当该孔处。

5. 颧弓·位于耳屏至眶下缘的连线上，为颧骨向后延伸的骨性隆起，由颧骨的颞突和颞骨的颧突共同构成（图 1-3、图 1-4）。因位置突出，是颌面部骨折的好发部位之一。颧弓的上缘相当于大脑颞叶前端的下缘；颧弓下缘与下颌切迹之间的半月形中点，为咬肌神经封闭及上、下颌神经阻滞麻醉的进针点，此处用手指按压为一凹陷，亦为下关穴所在。

6. 颏孔·位于下颌第 2 前磨牙根下方，下颌体上、下缘连线的中点或其稍上方，距正中线约 2.5 cm，内有颏血管和神经通过。此处与眶上切迹或孔、眶下孔三者之间的连线，一般为一条直线，三者是临床上检查三叉神经压痛点的部位（图 1-3）。夹承浆穴正当该孔处。

7. 下颌体下缘·外形圆钝呈弓形，前正中点为颏隆凸，向后外移行为下颌角，其全长均可触及（图 1-3、图 1-4）。下颌体下缘常作为颈部的上界及颌下区切口的有关标志。

8. 下颌角·位于耳郭的前下方，为下颌体下缘与下颌支后缘相交处（图 1-3、图 1-4）。其位置较为突出，易于触及，骨质较薄弱，为下颌骨骨折的好发部位。下颌角前上方一横指处为颊车穴，下颌角后方、胸锁乳突肌前缘为天容穴。

9. 颏隆凸· 为下颌体在正中线下份的三角形骨性隆起。其最高的一点为颏点，在颏隆凸的左右各有一隆突称为颏结节（图1-3）。

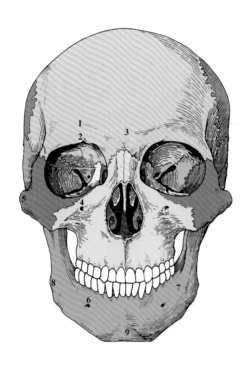

图 1-3 · 颅前面观

1. 眉弓

2. 眶上切迹（眶上孔）

3. 眉间

4. 眶下孔

5. 颧弓

6. 颏孔

7. 下颌骨

8. 下颌角

9. 颏隆凸

10. 额骨颧突· 又称角状突，为额骨的眶上缘外侧端形成的一个三角形突起，并与颧骨的额突相接，其连接的缝为额颧缝，在体表上可以触摸到，其内面为泪腺窝所在（图1-4）。额骨颧突是翼点体表投影的骨性标志，即额骨颧突后 3 cm、颧弓上 4 cm 处为翼点所在处。

11. 翼点· 在颞窝内，为额骨、顶骨、颞骨和蝶骨4块骨的汇合处，多呈"H"形，少数呈"N"形。该处骨质薄弱，深面有脑膜中动脉前支通过（图1-4、图1-7）。此处受暴力打击易发生骨折，并常伴有该动脉的破裂出血，形成硬膜外血肿。太阳穴约在翼点处。

翼点的体表定位可有以下两种方法：①颧弓中点上方4 cm，额骨颧突后3 cm 处。②一手拇指垂直于额骨颧突后，另一手示指和中指横置于颧弓上方所形成的夹角处。此处也正是胎儿时期的蝶囟所在。

12. 颞线· 颞窝的上界为颞线，起自额骨与颧骨相接处，向后上方弯曲，经额骨、顶骨，再转向前下方到达乳突根部。在额骨处分为上下两支，即为上颞线和下颞线（图1-4）。

13. 髁突· 位于耳屏前方，颧弓下方。其上端为下颌头（图1-4），参与颞下颌关节的构成。以指端掌面按压在耳屏前方或以示指深入外耳道，指端掌面朝向耳屏，在张口、闭口运动时，即可触及下颌头向前、向后滑动。当张口运动时，下颌头滑向前下方；闭口时又恢复原状。在耳屏和髁突之间由上而下有耳门、听宫和听会穴，宜张口取穴。

14. 乳突·位于耳垂后方，是颞骨的一骨性突起（图1-4）。其根部的前内方或在乳突尖上方约1 cm，距皮肤深2~3 cm处有茎乳孔，面神经由此孔出颅进入腮腺；其后部的颅骨内面有乙状窦沟，容纳乙状窦。乳突与下颌角之间为翳风穴，乳突中央为瘛脉穴，乳突后下方为完骨穴。

乳突内部形成很多含气的小腔称为乳突小房，乳突小房借鼓窦与中耳鼓室相通，故中耳炎时可向后漫延至乳突小房而引起乳突炎，此时乳突皮肤可出现水肿。

乳突表面瘀斑，可能为颅中窝骨折的迁移性瘀斑；如在伤后立即出现，可能为乳突局部挫伤。

15. 枕外隆凸·位于枕部头项交界处，后正中线上，是枕骨后面正中最突出的隆起（图1-4），其内面正对窦汇。在幼儿时期，由于颅骨正在生长发育，故枕外隆突不明显。枕外隆凸的下方凹陷处为风府穴。

16. 上项线·为枕外隆凸向两侧延伸至乳突的骨嵴，是斜方肌、头夹肌及胸锁乳突肌的附着部，内面平对横窦。

17. 下项线·在上项线下方约2 cm，自枕外嵴中点，斜向外下方的弓状线，为头后大直肌、头后小直肌和头上斜肌的附着部。

18. 项平面·上、下项线之间的平面，为头半棘肌的附着部。

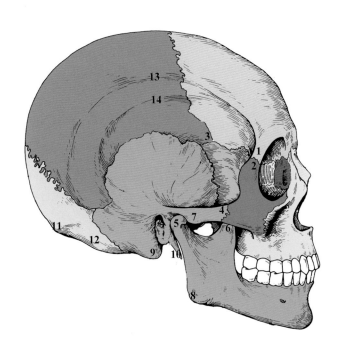

图1-4·颅侧面观

1. 额骨颧突

2. 颧骨额突

3. 翼点

4. 颧弓

5. 下颌头

6. 冠突

7. 关节结节

8. 下颌角

9. 乳突

10. 茎突

11. 枕外隆突

12. 上项线

13. 上颞线

14. 下颞线

三、肌性标志

1. 咬肌·位于耳垂前下方，下颌支外侧面，当上、下牙列咬合时，呈长方形肌性隆起，咬肌前缘下端与下颌体下缘相交处可触摸到面动脉的搏动（图1-5）。咬肌隆起处为颊车穴，咬肌前缘为大迎穴。

神经支配：咬肌受下颌神经的咬肌支支配。

作用：上提下颌骨，同时向前牵引下颌骨。

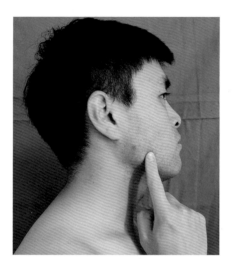

图1-5·咬肌

当上、下牙列咬合时，手指所示处，可以触摸到咬肌隆起，咬肌前缘下端与下颌体下缘相交处可触摸到面动脉的搏动。

2. 颞肌·在颧弓上方的颞窝内，为扇形扁肌。起自颞窝的全部及颞筋膜的深面，其前部肌纤维向下，后部肌纤维向前下方，集中通过颧弓的深面，移行为强大的肌腱止于下颌骨冠突的尖和内侧面。在咀嚼运动时，在体表可以观察或触摸到它的活动（图1-6）。

神经支配：由下颌神经的颞深神经支配。

作用：前部肌束上提下颌骨，后部肌束向后拉下颌骨，使下颌关节做前移和后退运动。

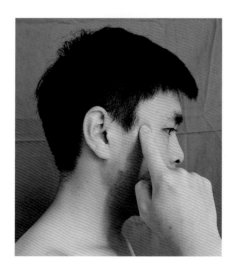

图1-6·颞肌

当上、下牙列用力咬合时，在颞窝内可以触摸到颞肌隆起。

第二节·重要结构及血管、神经的体表投影

1.脑膜中动脉·起自上颌动脉，自棘孔入颅后，继而沿颅骨内面的脑膜中动脉沟内走行，在颅中窝内向前外走行 3~4 cm 后分为前、后两支。脑膜中动脉主干的体表投影在下水平线与前垂直线相交处附近；前支的体表投影经上水平线与前垂直线的交点，走向后上方；后支的体表投影经上水平线与中垂直线的交点，斜向上后方走行（图 1-7）。

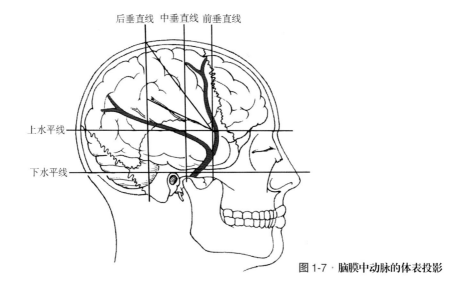

图 1-7·脑膜中动脉的体表投影

2.颞浅动脉·在外耳门前上方、颧弓根部可摸到该动脉的搏动，压迫该处可使颞部和头顶部止血（图 1-8）。

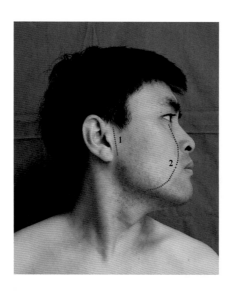

图 1-8·面部血管体表投影

1. 颞浅动脉

2. 面动脉

3. 面动脉·咬肌下端前缘至目内眦的连线，为面动脉的体表投影。在咬肌前缘下颌体下缘处，可摸到该动脉的搏动，将面动脉压向下颌骨，可使眼裂以下面部止血（图1-8）。

4. 面神经·面神经主干位于乳突前缘，在乳突尖上方约1 cm处穿出茎乳孔，为进入面部的起点。继而向前经耳垂下方进入腮腺，在腮腺内分支并相互交织成丛，最后分为5支呈扇形分布于面肌。面神经至下颌支后缘分为上、下两干，上干行经耳屏前方、颞下颌关节的表面，越过颧弓分为颞支和颧支；下干在腮腺内下降，依次分出颊支、下颌缘支和颈支。

5. 三叉神经节·位于颞骨岩部近尖端处的前面，其体表投影于颧弓后支根部，即耳前点稍前方或关节结节向内4~4.5 cm深处。

第二章
颈部表面解剖

颈部位于头与胸部之间，两侧连接上肢。颈部的外形与性别、年龄、体型密切相关，如女性和小儿颈部的皮下脂肪较多，轮廓较圆；瘦体型者颈细而长，表面标志清楚；而胖体型者颈粗而短，体表标志较难辨清。颈部的支架是脊柱的颈段，前方有呼吸道、消化道通过；两侧有纵列的大血管和神经；颈根部有胸膜顶和肺尖，并有斜行至上肢的大血管和神经。颈部的活动范围颇大，移动时颈的长度和各器官的位置都有所改变。当头后仰时，颈前部变长，颈段气管与皮肤接近；头旋转时，喉、气管和血管移向同侧，而食管则移向对侧。了解这些特点，对确认表面解剖标志和进行颈部各器官的检查、手术都有很重要的意义。

境界与分区·颈部的上界是以下颌体下缘、下颌角、乳突尖、上项线和枕外隆凸的连线，与头部分界；下界是沿胸骨颈静脉切迹、胸锁关节、锁骨上缘、肩峰至第7颈椎棘突的连线，与胸部及上肢分界。

颈部一般又分为前、后两大部分，两侧斜方肌前缘之间和脊柱颈部前方的部分，称为固有颈部，即通常所指的颈部（本章仅指固有颈部而言，项部见脊柱区）；斜方肌覆盖的深部与脊柱颈部之间的部分，称为项部。固有颈部即狭义的颈部，又以胸锁乳突肌前、后缘为界划分为颈前区、胸锁乳突肌区和颈外侧区。

颈前区·内侧界为颈前正中线，外侧界即胸锁乳突肌前缘，上界为下颌骨下缘，又称颈前三角。颈前区又以舌骨为标志，分为舌骨上区和舌骨下区，前者包括颏下三角和下颌下三角，后者包括颈动脉三角和肌三角。

胸锁乳突肌区·即该肌所在的区域。

颈外侧区·位于胸锁乳突肌后、斜方肌前缘和锁骨中1/3上缘之间，又称颈后三角。该区又被肩胛舌骨肌下腹划分为后上部较大的枕三角和前下部较小的锁骨上三角（亦称锁骨上大窝）。

第一节 · 体表标志

一、皮肤标志

1. 胸骨上窝 · 为位于胸骨颈静脉切迹上方的凹窝，距胸骨柄上缘 1~1.5 cm，两侧是胸锁关节和胸锁乳突肌胸骨头（图 2-1、图 2-8）。在吸气性呼吸困难时，此窝加深，为呼吸系统的"三凹征"之一。胸骨上窝皮下结缔组织疏松，是触诊气管的部位。检查气管是否移位，应将右手示指及环指分别放在左、右胸锁关节处，并以中指触诊气管；也可以比较气管与两侧胸锁乳突肌间的空隙是否大小一致，来判断气管是否居中。

2. 锁骨上小窝 · 位于胸锁关节上方，为胸锁乳突肌的胸骨头、锁骨头和锁骨之间的三角形凹陷，又称胸锁乳突肌三角（图 2-1、图 2-8）。当一侧胸锁乳突肌收缩、头偏向同侧时，对侧的锁骨上小窝更加明显。此处为气舍穴所在的位置。

左侧锁骨上小窝的深面有左颈总动脉，右侧锁骨上小窝的深面为头臂干的分叉处。两侧锁骨上小窝的深面在动脉的外侧为颈内静脉的末端，此处亦是颈内静脉穿刺插管的部位之一。在右侧锁骨上小窝以拇指尖压迫，如患者感到有剧烈压痛，其头并向右侧屈曲，为右侧膈神经受压症状，常为慢性胆囊炎的特征。

3. 锁骨上大窝 · 位于锁骨中 1/3 上方的凹陷处，窝内有许多重要结构（图 2-1、图 2-8）。

在窝底可以摸到锁骨下动脉的搏动，若上肢因外伤出血，可在此处将动脉向后下方压在第 1 肋骨上，使上肢达到临时止血的目的。在锁骨下动脉的外上方有臂丛的锁骨上部，自内上方的斜角肌间隙出来行向外下方，经锁骨中份的后方，进入腋腔。此处可触摸到呈索状的臂丛干，临床上行斜角肌间隙臂丛神经阻滞麻醉即在此处进行操作，通常选在锁骨中点上方 2 cm 处、中斜角肌的前缘进行较为安全。此窝中央为缺盆穴所在的部位。在行臂丛麻醉、颈根部手术和针刺颈根部穴位时，应避免向内下方刺入锁骨下动脉及胸膜顶损伤胸膜顶和肺尖，以免产生气胸。在吸气性呼吸困难时此窝加深，亦是呼吸系统"三凹征"之一。

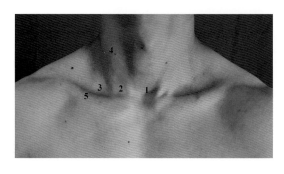

图 2-1 · 颈部前面观

1. 胸骨上窝

2. 锁骨上小窝

3. 锁骨上大窝

4. 胸锁乳突肌

5. 锁骨

二、骨性标志

1. 舌骨·呈"U"形，位于舌根部下方的颈部软组织中，由舌骨体及成对的大角和小角组成。舌骨体为舌骨中部的方形骨板，前面隆凸，向前上方，由十字形的隆线将其分为四个浅窝，其中央隆起为舌骨前结节，浅窝处为颈肌附着处（图2-2）。舌骨大角，由舌骨体外侧端突向后方，其上缘是手术中寻找和结扎舌动脉的标志，面动脉的起点亦相当于舌骨大角平面（图2-3）。舌动脉的舌骨上支沿舌骨上缘横行，甲状腺上动脉的舌骨下支沿舌骨体的下缘横行。在舌骨体高度于甲状腺上动脉与舌动脉之间，是进行颈外动脉结扎术的常用部位。

舌骨与其他骨骼无直接联系，仅借助一些舌骨肌与周围骨性结构相连，形成一个稳定而能屈曲的中心，活动度很大，故舌骨可随说话、咀嚼和吞咽时向上、下和前方移动。人体处于端正姿势、双目平视前方时，舌骨体与下颌体下缘位于同一水平，适对第3颈椎下缘平

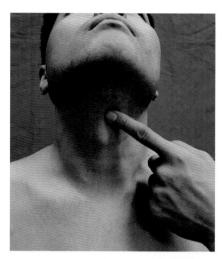

图 2-2 · 舌骨前结节

从甲状软骨上缘沿前正中线向上移动手指。当颈部微伸时，于下颌骨下方一横指处可触摸到舌骨前结节微突出于皮肤，随吞咽动作上下移动。

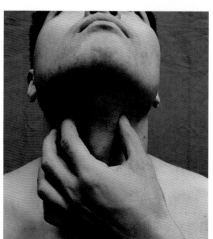

图 2-3 · 舌骨触诊

于甲状软骨正上方，舌骨前结节两侧，用拇指和示指夹持并探向深面来回移动、触摸，可扪及水平位的呈"U"形的舌骨，并可使之向左右方向移动。舌骨体两侧可触及舌骨大角，是寻找舌动脉的标志。

面。廉泉穴在舌骨上缘凹陷处。

2. 甲状软骨·位于舌骨体下方，由两块近似四边形的左、右板构成，两者间由甲状舌骨膜相连（图 2-4）。甲状软骨是喉部最大的软骨，构成喉的前壁及两侧壁。

甲状软骨上缘平第 4 颈椎，一般情况下，颈总动脉在此平面分为颈内动脉和颈外动脉，甲状腺上动脉也在此平面由颈外动脉发出。在甲状软骨上缘中部可以摸到一"V"形切迹，为甲状软骨上切迹，临床上常用作辨别颈前正中线的标志，在该切迹下方约 0.8 cm 处为声韧带附着部位。两侧甲状软骨板前缘在正中线相遇形成前角，在男性青春期后，前角上端逐渐向前突出，形成喉结（图 2-5、图 2-6）。喉结旁开 1.5 寸为人迎穴。

3. 环状软骨·位于甲状软骨下方，构成喉的底座。环状软骨呈戒指形，质地坚厚，由前部狭窄呈弓形的环状软骨弓和后部较宽阔呈板状的环状软骨板两部分组成。环状软骨是喉与气管中唯一完整的环形软骨，对支撑呼吸道，保持其通畅起重要作用，若损伤常可造成喉

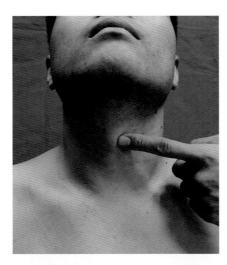

图 2-4 · 甲状软骨

甲状软骨位置表浅，在前正中线上的甲状软骨前角及上缘处的甲状软骨切迹均可触及。

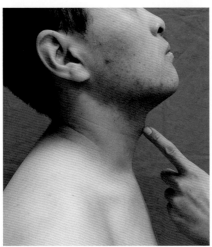

图 2-5 · 喉结侧面观

喉结在颈前正中线上突出于皮下，明显可见，并随吞咽动作而上下移动，是男性的第二性征之一。女性和儿童的喉结不如成年男子明显，但可以摸到。

部狭窄（图 2-6）。

环状软骨下缘是一个重要的平面标志，其平面不仅平对第 6 颈椎横突，而且可作为计数气管软骨环和甲状腺触诊的标志，亦是下述结构的分界标志。①咽与食管在此平面相续，亦是食管的第一个生理性狭窄所在处。②喉与气管以此平面为界。③椎动脉多在此平面向上穿入第 6 颈椎横突孔。④颈交感干的颈中神经节亦位于此平面。⑤甲状腺下动脉及甲状腺中静脉皆在此平面进出甲状腺。⑥喉返神经在此平面进入喉部。⑦肩胛舌骨肌下腹在此高度跨过颈动脉鞘前方。

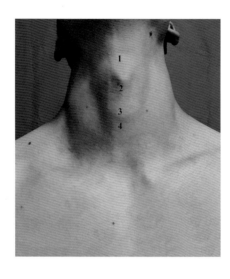

图 2-6 · 环状软骨

1. 舌骨

2. 喉结

3. 环甲正中韧带

4. 环状软骨

4. 环甲正中韧带 · 又称环甲膜，连于甲状软骨下缘与环状软骨弓之间，为喉的弹性圆锥的一部分（图 2-6、图 2-7）。急性喉阻塞患者可在此进行切开或穿刺，以建立临时通气管道。

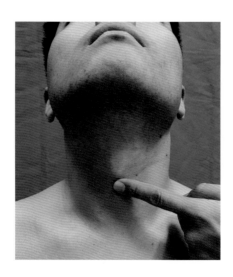

图 2-7 · 环甲正中韧带触诊

从喉结沿体表向下摸到甲状软骨下缘与环状软骨上缘中部之间有一横裂，即为环甲正中韧带。

5. 颈静脉切迹·为胸骨柄上缘中份的切迹。颈静脉切迹为胸廓上口前方的最低点，成人男性平对第 2 胸椎，女性平对第 3 胸椎。颈静脉切迹上方的凹窝为胸骨上窝，气管颈段通过此窝向下，紧邻颈静脉切迹的后方进入胸部纵隔（图 2-8）。气管在此位置表浅，很容易摸到，临床上常以此切迹检查气管是否偏移。

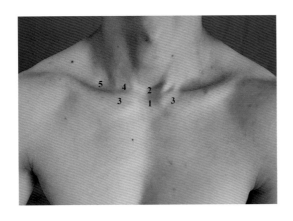

图 2-8·颈静脉切迹

1. 颈静脉切迹

2. 胸骨上窝

3. 锁骨胸骨端

4. 锁骨上小窝

5. 锁骨上大窝

6. 颈椎横突·寰椎横突位于下颌骨的下颌支与胸锁乳突肌起点之间的间隙深部（图 2-9）；第 2~6 颈椎横突在乳突至第 6 颈椎横突前结节的连线上（图 2-11），枢椎横突位于乳突尖下约 1.5 cm 处，此突起较寰椎横突不明显（图 2-10）；第 3 颈椎横突位于胸锁乳突肌后缘，相当于舌骨水平；第 4 颈椎横突约平甲状软骨上缘，或胸锁乳突肌后缘中点上 1 cm 处；第 6 颈椎横突最为明显，约平环状软骨水平（图 2-12）。上述各横突间距平均约为 1.6 cm，胸锁关节上 3 cm 相当于第 7 颈椎横突水平。

7. 颈动脉结节·颈椎横突末端分裂成前后两个结节，分别称为前结节和后结节。其中第 6 颈椎的前结节高而粗大，位于颈总动脉的后方，故特称为第 6 颈椎颈动脉结节，简称为

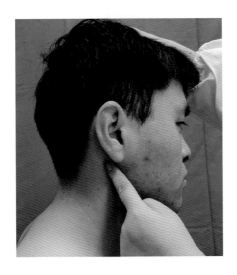

图 2-9·寰椎横突触诊

头略转向对侧，在下颌骨的下颌支与胸锁乳突肌起点之间的间隙，可触及一钝性突起，即为寰椎横突。

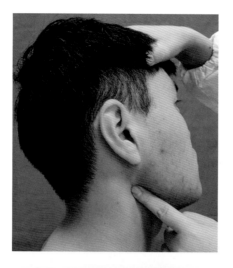

图 2-10 · 枢椎横突触诊

乳突尖下约 1.5 cm 处，触诊方法同"寰椎横突触诊"。

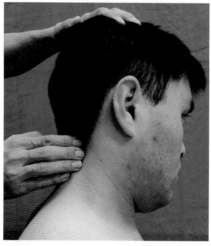

图 2-11 · 颈椎横突整体触诊

检查者一手手指位于斜方肌颈部肌束前方，另一手置于被检查者头顶，使其颈部左右侧屈时，可清晰地触摸到颈椎横突整体。

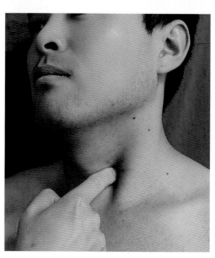

图 2-12 · 颈动脉结节

在环状软骨与胸锁乳突肌前缘之间的深面可触及颈动脉结节及其搏动的颈总动脉。

颈动脉结节。该结节在环状软骨外侧可触及（图 2-12），当颈内或颈外动脉有出血时，可将颈总动脉向颈动脉结节压迫，以达到暂时紧急止血的目的。

三、肌性标志

1.颈阔肌·位于颈前外侧部皮下，为一薄而宽阔的长方形肌，属于皮肌。起自于胸大肌和三角肌筋膜，肌纤维向内上方止于下颌骨和口角，与皮肤密切结合（图2-13）。其前部肌纤维左右两侧相互交错，后部肌纤维移行于腮腺咬肌筋膜和部分面肌的表面。

神经支配：颈阔肌受面神经颈支支配。

作用：此肌收缩时，可牵引口角向外下。

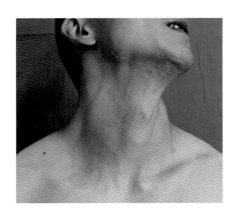

图 2-13·颈阔肌

当被检查者头部正位或略偏向一侧，口角向后外下方运动并固定时，可见收缩的颈阔肌紧贴于皮肤深面，皮肤松弛者较为明显。

2.胸锁乳突肌·斜列于颈部两侧，是颈部分区的重要肌性标志。起点有两部分，一部分以短腱起自于胸骨柄的前面，称为胸骨头；另一部分起自于锁骨的胸骨端，称为锁骨头。两个头向上合成一个肌腹，肌纤维向后上方走行，止于乳头的外侧面及上项线的外侧部。当头屈向胸锁乳突肌一侧时，则在该侧颈部可明显看到自后上斜向前下的长条状肌性隆起（图2-14、图2-15）。胸锁乳突肌后缘中点有颈丛皮支穿出，为颈部皮肤浸润麻醉的阻滞点。平喉结，该肌的前后缘之间为扶突穴。

神经支配：胸锁乳突肌受副神经支配。

作用：此肌主要维持头的正常端正姿势，一侧收缩时，头倾向同侧，面转向对侧；两侧

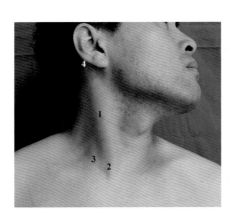

图 2-14·胸锁乳突肌

当被检查者头转向对侧，并向同侧轻微侧屈时，可明显观察到胸锁乳突肌隆起。

1. 胸锁乳突肌肌腹
2. 胸锁乳突肌胸骨头
3. 胸锁乳突肌锁骨头
4. 胸锁乳突肌乳突附着点

同时收缩时，由于其抵止点在寰枕关节额状轴的后面，故头后仰。若一侧胸锁乳突肌发生病变，导致该肌痉挛，则会引起病理性斜颈。

3. 前、中、后斜角肌（图 2-15）

前斜角肌·位于胸锁乳突肌深面，起自第 3~6 颈椎横突前结节，肌纤维斜向外下方，止于第 1 肋骨上面的斜角肌结节。

中斜角肌·位于前斜角肌后方，起自第 2~6 颈椎横突后结节，肌纤维斜向外下方，止于第 1 肋骨上面、锁骨下动脉沟以后的部分。前、中斜角肌与第 1 肋之间的三角形裂隙，称为斜角肌间隙，有臂丛和锁骨下动脉通过。

后斜角肌·居中斜角肌的后方，可认为是中斜角肌的一部分。起自下 3 个颈椎（第 4~6 颈椎）横突的后结节，肌纤维斜向外下方，止于第 2 肋骨的外侧面中部的粗隆。

神经支配：前斜角肌受颈神经前支（C_4~C_6）支配；中斜角肌受颈神经前支（C_3~C_8）支配；后斜角肌受颈神经前支（C_6~C_8）支配。

作用：前、中、后斜角肌可认为是肋间肌在颈区的延续部分，这三个肌肉共同形成一个不完整的圆锥面，遮盖着胸廓上口的外半部。当颈椎被固定时，上述三个肌肉可上提肋骨，使胸廓变大，协助吸气，属于深吸气肌；当肋骨被固定时，可使颈向前倾。

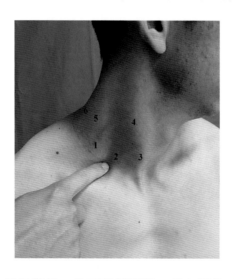

图 2-15·前、中、后斜角肌

当被检查者颈部固定，深吸气上提胸廓时，可在胸锁乳突肌锁骨头后方，靠近锁骨处向深层触摸到前斜角肌肌腹（手指触摸处），其后方为中、后斜角肌共同的肌腹。

1. 中、后斜角肌共同肌腹
2. 胸锁乳突肌锁骨头
3. 胸锁乳突肌胸骨头
4. 胸锁乳突肌肌腹
5. 肩胛提肌
6. 斜方肌前缘

4. 肩胛提肌·呈长带状，位于颈部两侧，其上部位于胸锁乳突肌深面，下部位于斜方肌的深面。起自上 4 位颈椎横突后结节，肌纤维斜向后外下方，止于肩胛骨上角和肩胛骨内侧缘的上部（图 2-15、图 2-16）。

神经支配：肩胛提肌受颈神经（C_3，C_4）和肩胛背神经（C_5）支配。

作用：此肌收缩时，可上提肩胛骨，并使肩胛骨下角转向内侧；当肩胛骨被固定时，可使颈屈向同侧及后仰。

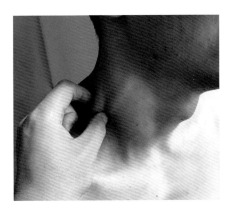

图 2-16 · 肩胛提肌

当被检查者紧张颈部，肩部用力向后并上提肩胛骨时，可在颈部后外侧，胸锁乳突肌后缘与斜方肌前缘之间观察并触摸到肩胛提肌。

第二节 · 重要结构及血管、神经的体表投影

1. 颈外静脉 · 位于下颌角至锁骨中点的连线上，沿胸锁乳突肌的表面下行，在锁骨上方穿深筋膜，注入锁骨下静脉或静脉角（图 2-17）。颈外静脉主要收集头皮和面部的静脉血，正常人站位或者坐位时，颈外静脉常不显露。当心脏疾病或上腔静脉阻塞引起颈外静脉回流不畅时，在体表可见颈外静脉的充盈轮廓，称为颈静脉怒张。

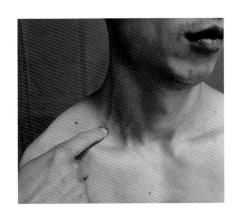

图 2-17 · 颈外静脉

在下颌角至锁骨中点的连线上，可在皮下观察到颈外静脉沿胸锁乳突肌的表面下行。

2. 颈总动脉和颈外动脉 · 颈总动脉是头部动脉的主干，左侧发自主动脉弓，右侧发自头臂干，两侧颈总动脉均经过胸锁关节后方，沿食管、气管和喉的外侧上行，至甲状软骨上缘高度分为颈内动脉和颈外动脉。取下颌角与乳突尖连线的中点，由此点至胸锁关节引一连线，为这两条动脉的体表投影线。以甲状软骨上缘为界，下方为颈总动脉的体表投影线，上方为颈外动脉的体表投影线（图 2-18）。在环状软骨侧方可摸到颈总动脉的搏动，将该动脉向后内方压迫于第 6 颈椎横突的颈动脉结节上，可使一侧头部止血（图 2-12）。

3. 锁骨下动脉 · 自胸锁关节至锁骨上缘中点画一条凸向上的弧形线，最高点在锁骨上缘约 1 cm（图 2-18）。于锁骨上窝中点向下，将该动脉压在第 1 肋上，可使肩和上肢止血。

4.副神经 · 自乳突尖与下颌角连线的中点，经胸锁乳突肌后缘上、中 1/3 交界处，至斜方肌前缘中、下 1/3 交界处的连线为副神经的体表投影（图 2-18）。

5.臂丛 · 自胸锁乳突肌后缘中、下 1/3 交界处至锁骨中、外 1/3 交界处稍内侧的连线（图 2-18）。臂丛在锁骨中点后方比较集中，位置浅表，易于触及，常作为臂丛锁骨上入路阻滞麻醉的部位。

6.神经点 · 在胸锁乳突肌后缘中点处，为颈丛皮支浅出颈筋膜的集中点，是临床上颈部皮神经阻滞麻醉的部位。

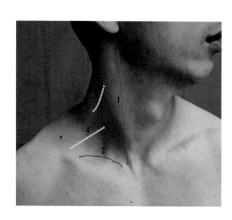

图 2-18 · 颈部血管、神经体表投影

1. 颈总动脉和颈外动脉的体表投影
2. 锁骨下动脉的体表投影
3. 副神经的体表投影
4. 臂丛的体表投影

第三章
胸腹部表面解剖

    胸腹部皆为躯干的一部分，胸部位于颈部与腹部之间，由胸壁、胸腔和胸腔脏器组成。胸廓是胸部的支架，由 1 块胸骨、12 对肋和 12 块胸椎借胸椎间盘、关节、韧带连结而成。各肋之间为肋间隙，其中填充有肋间组织。胸廓外面被以皮肤、皮下组织和肌，内面衬以胸内筋膜，共同构成胸壁。胸廓和膈围成的腔隙称为胸腔，其中部为纵隔，有心脏、出入心脏的大血管、气管、食管、胸导管等器官，两侧容纳左右肺和胸膜腔。由于膈的穹窿部突向胸腔，使胸腔的范围与上述胸壁的下界不完全一致，胸壁比胸腔长，腹腔上部的某些器官突向胸部，被肋弓所遮盖（如肝、脾等）而受到保护。因肺尖突出胸廓上口达颈根部，在颈根部进行针刺、手术和臂丛麻醉等操作时，应注意肺尖的位置，避免造成气胸。

    腹部位于胸部与盆部之间，包括腹壁、腹腔及其脏器等。腹壁及膈所围成的内腔即腹腔，腹腔的上界是膈穹窿，下界是骨盆上口。由于右侧和左侧的膈穹窿可分别高达第 4 和第 5 肋间隙水平，小肠等腹腔脏器也经常由骨盆上口进入盆腔，因此腹腔的实际范围比腹壁的体表界线要大。腹腔内有消化系统、泌尿系统及脾、肾上腺等脏器，在大部分脏器的表面和腹壁的内面均覆盖有腹膜。

    境界与分区·胸壁的上界以胸骨颈静脉切迹、胸锁关节、锁骨上缘、肩峰至第 7 颈椎棘突的连线与颈部分界，下界以剑突、肋弓、第 11 肋前端、第 12 肋下缘至第 12 胸椎的连线与腹壁分界，两侧上部以三角肌前后缘与上肢分界，两侧下部以腋后线分为胸前外侧壁和背部（图 3-1）。本章仅介绍胸前外侧壁表面解剖，背部见脊柱区。

    腹壁的上界即胸廓下口，由剑突、肋弓、第 11 肋前端、第 12 肋下缘和第 12 胸椎围成，下界是耻骨联合上缘、耻骨嵴、耻骨结节、腹股沟韧带、髂前上棘、髂嵴至第 5 腰椎棘突的连线，两侧以腋后线为界，分为腹前外侧壁和腹后壁。本章仅介绍腹前外侧壁表面解剖，腹后壁即腰部见脊柱区。

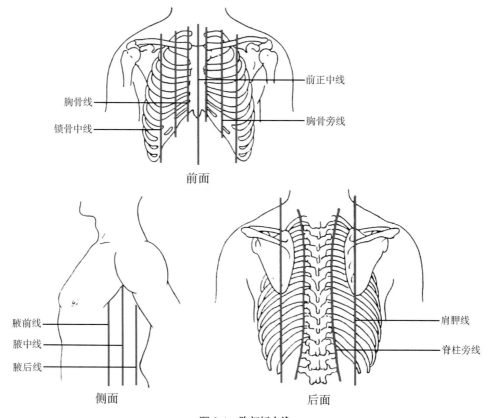

前面

胸骨线

锁骨中线

前正中线

胸骨旁线

腋前线

腋中线

腋后线

侧面

肩胛线

脊柱旁线

后面

图 3-1 · 胸部标志线

第一节 · 体表标志

一、皮肤标志

1. 锁骨下窝 · 位于锁骨外侧部下方，为锁骨、三角肌和胸大肌锁骨头之间的三角形凹陷区（图 3-2）。其深面为头静脉注入腋静脉处。

2. 乳头 · 在胸前壁表面可见。男性乳头平对第 4 肋间隙，为针灸取穴的重要标志。女性乳头略低，偏外下方。男性两乳突连线的中点为膻中穴，乳头为乳中穴。

3. 白线 · 又称腹白线，位于腹前正中线，两侧腹直肌之间，由剑突至耻骨联合，在脐以上较宽，脐以下则不明显（图 3-2）。

4. 脐 · 位于腹前正中线上，为一圆形的凹陷，位置不稳定，约平第 3、第 4 腰椎之间（图 3-2）。正常情况下，脐在头顶和足跟之间中点稍上方。脐中央为神阙穴。

5. 半月线 · 由腹直肌外侧缘形成，自第 9 肋软骨前端向下至耻骨结节，呈略凸向外侧的弧形线（图 3-2）。右侧半月线与右肋弓的相交处，相当于胆囊底的体表投影点。肥胖者此线则不明显。

6.腹股沟 · 位于髂前上棘与耻骨结节之间，是腹部和股前部在体表分界的浅沟，其深面有腹股沟韧带（图3-2）。

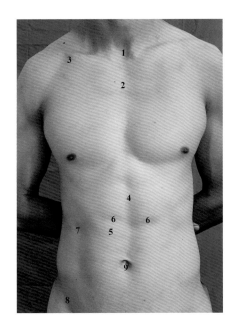

图3-2 · 躯干前面观

1. 颈静脉切迹

2. 胸骨角

3. 锁骨下窝

4. 白线

5. 腹直肌

6. 腱划

7. 半月线

8. 腹股沟

9. 脐

二、骨性标志

1.锁骨 · 在胸廓前上方两侧，呈"~"形弯曲，其内侧2/3向前凸，外侧1/3向后凸（图3-3）。内侧端粗大，为胸骨端，与胸骨柄的锁切迹构成胸锁关节；外侧端扁平，为肩峰端，与肩胛骨的肩峰相接形成肩锁关节。锁骨位置表浅，全长位于皮下，均可触及，是颈部与胸部境界划分的标志之一。锁骨上方胸锁乳突肌外侧为锁骨上大窝；锁骨中段外侧份下方为锁骨下窝。

锁骨干较细而弯曲，同时位置表浅，缺乏肌肉的保护。因此，易发生骨折，一般多见于中、外1/3交界处的薄弱部位。骨折之后，内侧的胸骨端因受胸锁乳突肌的牵引向上后移位；而外侧的肩峰端则受胸大肌等肌肉的牵引向下内方移位，从而使骨折端相互重叠。锁骨骨折移位后有损伤臂丛、锁骨下血管或腋血管的可能。怀疑锁骨骨折时，检查者可用拇、示指捏住锁骨，顺其弯曲的全长触摸其有无压痛或异常活动或骨摩擦音，或触及其断端；而胸锁关节脱位或肩锁关节脱位时，可出现关节变形，以指压其锁骨的隆起端，可出现弹跳感。

2.喙突 · 是肩胛骨上缘的肩胛切迹外侧处突向前的指状突起，为胸小肌、喙肱肌和肱二头肌短头附着处。喙突处为肩前穴（图3-3）。

3.胸骨柄 · 是胸骨上部最宽厚的部分，上缘游离，为颈静脉切迹；下缘与胸骨体结合

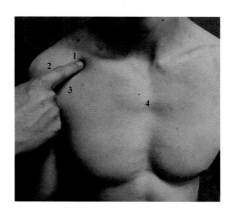

图 3-3 · 喙突触诊

在锁骨下窝处深触诊，可在底部触摸到喙突尖；亦可在肱骨头内侧，当锁骨下方一横指处，向后深按触摸到喙突。

1. 锁骨
2. 三角肌
3. 胸大肌
4. 胸骨角

形成胸骨角；外上方有锁骨切迹，并与锁骨构成胸锁关节；外下方有第 1 肋骨切迹，与第 1 肋软骨形成胸肋软骨结合。胸骨柄前面平滑而稍隆突，位于皮下，可触及（图 3-4）。胸骨柄覆盖在主动脉弓的前方，其中份相当于主动脉弓的最高点。

4. 胸骨角 · 为胸骨柄和胸骨体交界处形成的突向前方的横行隆起，位于颈静脉切迹下方约 5 cm 处，其两侧平对第 2 肋软骨，是计数肋的标志（图 3-3、图 3-4）。平静呼吸时，胸骨角后方正对第 4、第 5 胸椎之间的椎间盘平面，在此平面上，有以下结构为其界线。①主动脉弓以此平面为其起止端，即主动脉升部在此平面延续为主动脉弓，而主动脉弓又在此平面延续为主动脉降部。②心的上缘也基本位于此平面。③气管在此平面分成为左、右主支气管，分叉处为气管杈。④左主支气管在此平面与食管交叉，食管的第二个生理性狭窄亦在此平面。⑤胸导管在此平面由右下转向左上方行走。⑥两侧胸膜返折线的前界在胸骨角后方相距较近，几相接触。在行纵隔镜检查时应特别注意此关系。⑦左、右肺门的上界在此平面。奇静脉在此呈弓状跨越右肺根的上缘，注入上腔静脉。⑧胸骨角平面的皮肤，由脊髓第 2 胸段的分支支配。

5. 胸骨体 · 为薄而狭长的长方形骨板，上与胸骨柄相连形成胸骨角，下与剑突相接形成剑胸结合，正中部分浅居皮下，易于触及，两侧部分有胸大肌起点覆盖，位置较深，不易摸清（图 3-4）。胸骨体所在部位相当于第 5~8 胸椎的高度，心脏和大血管位于胸骨、上位肋软骨的后方，心室的位置在胸骨下 1/3 的后面，为心跳骤停的患者做胸外心脏按压时，可在此处进行有节奏的按压，使胸骨起伏移动 5~6 cm。

6. 剑胸结合 · 即胸骨体下缘与剑突的连结处，距胸骨角约 10 cm，在体表可触摸到一横行骨嵴。剑胸结合两侧与第 7 肋软骨相对，亦是计数肋骨的标志之一；其后方正对第 9 胸椎平面，膈的中心腱位于这一平面。剑胸结合处为中庭穴。

7. 剑突 · 为胸骨体下方一薄骨片，长短不一，形态变异较多，有时可呈分叉形或有穿孔，幼年时为软骨，老年后才完全骨化。其与胸骨体相接处称为剑胸结合，此处两侧与第 7

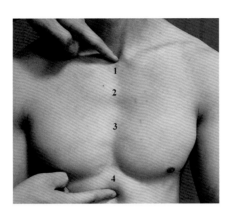

图 3-4 · 胸骨整体观

两手示指位置分别是胸骨柄上
缘和剑突下端

1. 胸骨柄
2. 胸骨角
3. 胸骨体
4. 剑突

肋软骨相连（图 3-4）。剑突本身形状不固定，位置又较剑胸结合深，轮廓常不易摸清。此
处亦是吸入性呼吸困难所产生的"三凹征"之一部位，即可见吸气时凹陷加深，呼吸时又鼓
起。剑突下端为鸠尾穴。

8. 胸廓下口 · 为一左右径较大的椭圆形开口，由膈肌封闭。其前界为剑突，外侧界为
肋弓及第 11、第 12 肋，后界为第 12 胸椎体。

9. 肋和肋弓 · 肋共 12 对，由肋骨和肋软骨构成。

第 1~7 肋骨借肋软骨直接与胸骨相连。第 8~10 肋软骨不直接连于胸骨，而是依次连于
上一肋软骨，形成肋弓，其最低点即第 10 肋的最低处向后约平对第 2、第 3 腰椎之间。肋
弓是胸部与腹部的表面分界线之一。右侧肋弓是肝、胆的触诊标志，左侧肋弓是脾的触诊标
志（图 3-5）。第 11、第 12 肋前端游离于腹壁肌之中，故又称浮肋（图 3-7、图 3-8）。第 11
肋前端为章门穴，第 12 肋前端为京门穴。

第 12 肋是临床常用的体表标志：①第 12 肋与肾毗邻，因左肾比右肾高半个椎体，故左
侧第 12 肋斜过左肾后面的中部，而右侧第 12 肋则斜过右肾后面的上部。②第 12 肋下缘与
竖脊肌外缘的夹角称为脊肋角，肾脏位于该夹角的深部，故又名肾区，肾区是肾叩诊及肾
囊封闭的进针部位。③第 12 肋是背部和腰部的分界线，经腰部切口施行肾脏和肾上腺手术

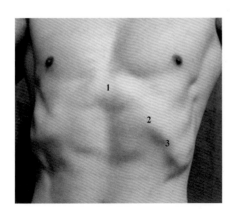

图 3-5 · 肋与肋弓

剑突（1）起沿肋弓软骨缘向下，
能触摸到两个切迹。第 1 个切
迹（2）为第 7 肋和第 8 肋软骨
连接处，第 2 个切迹（3）为第
9 肋和第 10 肋软骨连接处。

时，切口的上端常以此肋为标志。正常时，壁胸膜后缘在竖脊肌的外侧缘跨过第 11 肋。如果第 12 肋甚短，末端没有达到竖脊肌的外侧缘，以致在体表不易摸到，此时有可能将第 11 肋的下缘确定为切口平面，这个切口有使胸膜腔受损的危险。因此，第 12 肋的长度对于从腰部入路的肾脏手术有重要意义。根据资料统计，中国人第 12 肋末端未达竖脊肌外侧缘者占 27.5%；一般第 12 肋末端不超出竖脊肌外侧者，其第 10 肋基本上都是浮肋。

　　肋骨触诊：除第 1 肋位于锁骨的深面从体表不易摸到外，其他各肋在胸部均可触得，是胸腔脏器体表投影的重要骨性标志。①肋骨计数在胸部前面通常以胸骨角平对第 2 肋，向上为第 1 肋间隙（图 3-6），剑胸结合正对第 7 肋，男性乳头位于第 4 肋间隙。②在胸部的外侧面计数肋骨的方法则是将手指伸入腋窝，其最高点摸到的是第 2 肋；在胸部的后面肋骨计数则以肩胛冈内侧端相当于第 3 肋，肩胛骨下角正对第 7 肋或第 7 肋间隙为依据。③从腹前壁沿肋弓下缘向后触摸，即可找到第 11 肋的游离前端（图 3-7）。④通常在竖脊肌的外侧皮下可触知第 12 肋的外侧段（图 3-8）。

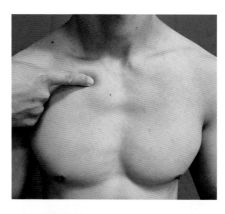

图 3-6 · 第 1 肋间隙触诊

胸骨角平面平对第 2 肋，向上为第 1 肋间隙（手指所在处），向下为第 2 肋间隙，以此类推。除了第 1 肋位于锁骨后方不易触及，第 2~10 肋及肋间隙在胸壁均可观察和触摸到，当被检查者深吸气时，更易观察和触诊。

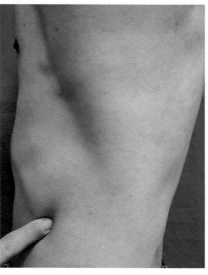

图 3-7 · 第 11 肋触诊

从腹前壁沿肋弓下缘向后触摸，即可找到第 11 肋的游离前端。

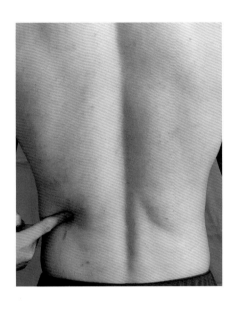

图 3-8 · 第 12 肋触诊

在背部下方，竖脊肌外侧可触及第 12 肋外侧段，为背部和腰部的分界标志。但有些个体此肋较短，不易触及，易将第 11 肋误认为第 12 肋。

10. 髂嵴·为髂骨翼的上缘，髂嵴表面无任何肌腱越过，仅附有筋膜，其外观是否明显与皮下脂肪多少有关。在腹侧壁，它距离第 10 肋最低点仅 3~4 cm（图 3-9）。髂嵴是腹部与髋区的分界标志，两侧髂嵴最高点的连线平对第 4 腰椎棘突，是计数椎骨棘突的标志（图 4-7）。

11. 髂前上棘·位于髂嵴的前端，是一个重要的骨性标志（图 3-10）。它是缝匠肌及阔筋膜张肌的起点；它与同侧耻骨结节之间的连线为腹股沟，其深面有腹股沟韧带；右髂前上棘与脐连线的中、外 1/3 交点处是阑尾根部的体表投影点；髂前上棘还是测量下肢长度的重要标志等。髂前上棘前 0.5 寸为五枢穴。

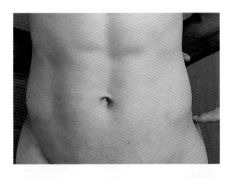

图 3-9 · 髂嵴

其全长于裤腰带下方处均可触及。

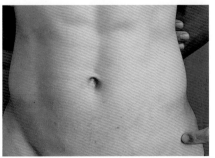

图 3-10 · 髂前上棘

顺着髂嵴向前下方摸到的骨性突起为髂前上棘。

12. 耻骨联合上缘和耻骨结节·在腹前正中线的下端，于阴阜部皮下可触及耻骨联合上缘，其下方有外生殖器。耻骨联合上缘中点处为曲骨穴。

耻骨结节为耻骨联合面外上方的骨性隆起，距腹前正中线约 2.5 cm 处。该结节位于腹股沟的内侧，在男性可用手指由阴囊向上使皮肤折叠而容易摸清，在女性可于股外展姿势沿大收肌腱向上亦可摸清。在瘦人尤易触及，而肥胖者则不易扪得。耻骨结节是重要的骨性标志，在其外上方有腹股沟管皮下环（外口），在男性有精索、女性有子宫圆韧带在皮下环进出，并从耻骨结节前方跨过，在耻骨结节外下方则有股部阔筋膜形成的卵圆窝，大隐静脉于此注入股静脉，耻骨结节亦是腹股沟韧带内侧端的附着点。

三、肌性标志

1. 胸大肌·位于胸廓的前上部，呈扇形，宽而厚，肌肉发达者，其轮廓明显可见（图 3-11）。胸大肌可分为三部分：上部为锁骨部，起自锁骨的内侧半前面，肌纤维斜向外下方；中部为胸肋部，起自胸锁关节、胸骨和第 1~6 肋软骨前面，肌纤维向外横行；下部为腹部，起自腹直肌鞘前层，肌纤维向外上方斜行。各部肌束向外汇集，在三角肌前缘和肱二头肌长头之间，止于肱骨大结节嵴。

神经支配：胸大肌受胸内侧神经和胸外侧神经（$C_5~T_1$）支配。

作用：胸大肌主要使肱骨内收和旋内。如上肢固定时，则可上提肋骨，协助吸气；如上肢上举固定时，与背阔肌共同作用，可上提躯干做引体向上等动作。

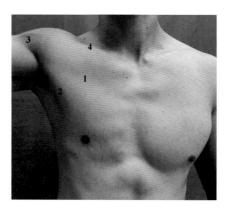

图 3-11·胸大肌

1. 胸大肌
2. 胸大肌下缘
3. 胸大肌止点
4. 锁骨

2. 前锯肌·位于胸廓的外侧面，为一厚而宽大的扁肌。其上部为胸大肌和胸小肌所覆盖，以肌齿起自上 8~9 个肋骨外面，肌纤维沿着胸廓的弯曲向后上内行，经肩胛骨前面，止于肩胛骨内侧缘和下角的内面（图 3-12）。

神经支配：前锯肌受胸长神经（$C_5~C_7$）支配。

作用：与菱形肌、斜方肌和肩胛提肌共同作用，固定肩胛骨，使肩胛骨紧贴于胸廓，此

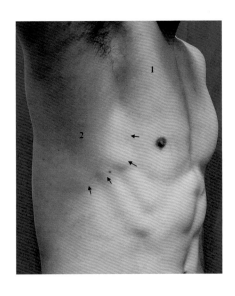

图 3-12 · 前锯肌

做上肢前推动作时，在胸侧壁上可见到前锯肌下部肌齿（箭头所示），肌肉发达者比较明显。与前锯肌下部肌齿交错处为腹外斜肌的附着部。

1. 胸大肌
2. 背阔肌

肌瘫痪，可造成肩胛骨下角离开胸廓突出于皮下，出现"翼状肩胛"；上部肌纤维收缩，可使肩胛骨向前，肩关节前屈；下部肌纤维收缩，可使肩胛骨下部上旋，助臂上举，此部肌纤维瘫痪，则上肢上举功能受到影响，手指不能高出头顶，不能触及对侧耳朵。

3. 腹外斜肌 · 位于胸下部与腹外侧壁皮下，为腹肌中最宽大的阔肌，遮盖胸廓下部及腹内斜肌。腹外斜肌以 8 个肌齿起自第 5~12 肋骨的外面，上部肌齿与前锯肌肌齿交错；下部肌齿与背阔肌肌齿交错。肌纤维斜向前下方，后下部的肌纤维止于髂嵴的前部；前上部的肌纤维在半月线和髂前上棘内侧移行为宽大的腱膜（图 3-13）。腱膜下缘卷曲增厚，连于髂前上棘和耻骨结节之间，形成腹股沟韧带。

神经支配：腹外斜肌受下 6 对胸神经（$T_7 \sim T_{12}$）前支支配。

作用：单侧腹外斜肌收缩，可使躯干转向对侧。其外侧部肌束两侧同时收缩，可使脊柱

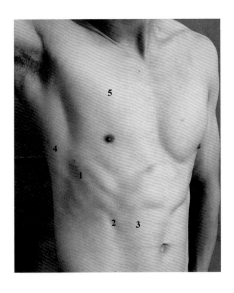

图 3-13 · 腹外斜肌

1. 腹外斜肌
2. 半月线
3. 腹直肌
4. 背阔肌前缘
5. 胸大肌

前屈；一侧收缩，可使脊柱侧屈。

4.腹直肌·位于腹前壁正中线的两侧，呈上宽下窄的长带形，起自第5~7肋软骨的前面和剑突，肌纤维向下止于耻骨上缘和耻骨联合的前面。整个腹直肌被3~4条横沟分成多个肌腹，这些横沟即腱划。两侧腹直肌内侧缘以白线相隔，在脐以上相距较宽，约1 cm；在脐以下相距较近，几乎相贴。该肌收缩时，在脐以上见到明显的轮廓（图3-13、图3-14）。

神经支配：腹直肌受下5对肋间神经和肋下神经（T_6~T_{12}）支配。

作用：使脊柱向前弯曲。此外，还可帮助维持腹压和协助呼吸。

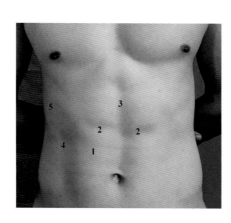

图 3-14 · 腹直肌

1. 腹直肌
2. 腱划
3. 腹白线
4. 半月线
5. 腹外斜肌

第二节 · 重要结构及血管、神经的体表投影

一、肺和胸膜的体表投影

1.肺尖和胸膜顶·胸膜顶包裹肺尖，突入颈根部，高出锁骨内侧 1/3 上方 2~3 cm。颈部针刺时加以注意，以免产生气胸。

2.肺前缘和胸膜前界·肺的前缘几乎与胸膜前界一致，自锁骨内侧 1/3 上方 2~3 cm 处向下经胸锁关节后面，至第 2 胸肋关节高度两侧靠拢，继而垂直向下。左侧至第 4 胸肋关节高度斜向外下，至胸骨体外侧 2~2.5 cm 下行，达第 6 肋软骨中点处移行为下界。右侧至第 6 胸肋关节高度移行为下界，跨过右剑肋角者约占 1/3，因此心包穿刺以左剑肋角较安全。

3.肺下缘和胸膜下界·肺下缘即肺下界，高出胸膜下界约 2 个肋或 2 个胸椎的高度。平静呼吸时，肺下界在锁骨中线、腋中线和肩胛线分别与第 6、第 8、第 10 肋相交，在后正中线处平第 10 胸椎棘突（表 3-1）。小儿肺下界比成人约高 1 个肋。胸膜下界左侧起自第 6 肋软骨中点处，右侧起自第 6 胸肋关节后方，两侧均斜向外下方。在锁骨中线、腋中线和肩胛线分别与第 8、第 10、第 11 肋相交，在后正中线平第 12 胸椎棘突。右侧胸膜下界一般比左侧胸膜稍高（图 3-15）。

表 3-1　肺和胸膜下界的体表投影

下界名称	锁骨中线	腋中线	肩胛线	后正中线
肺下界	第 6 肋	第 8 肋	第 10 肋	第 10 胸椎棘突
胸膜下界	第 8 肋	第 10 肋	第 11 肋	第 12 胸椎棘突

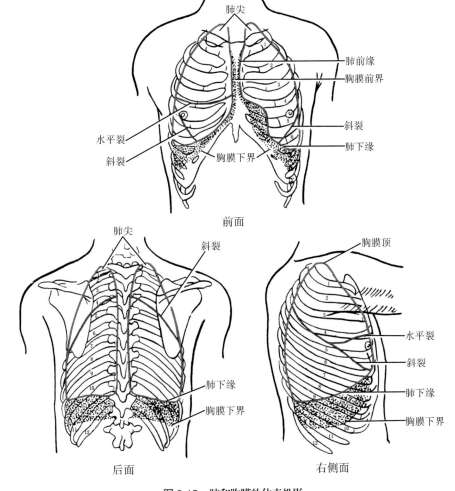

图 3-15·肺和胸膜的体表投影

二、心和瓣膜的体表投影

1. 心的体表投影·心在胸前壁的投影可以用 4 个点及其连线来确定，即左上点在左第 2 肋软骨下缘，胸骨左侧缘外侧约 1.2 cm 处；右上点在右第 3 肋软骨上缘，胸骨右侧缘外侧 1 cm 处；右下点位于右第 6 胸肋关节处；左下点即心尖点，在左侧第 5 肋间隙距前正中线 7~9 cm 或锁骨中线内侧 1~2 cm 处。左、右上点与左、右下点的连线分别为心的上界与下界；左上点和左下点向左微凸的弧线为心的左界；右上点和右下点向右微凸的弧线为心的右界

（图 3-16）。

2. 房室瓣和动脉瓣的体表投影·肺动脉瓣位于左侧第 3 胸肋关节处；主动脉瓣在胸骨左缘，平对第 3 肋间隙处；二尖瓣在左侧第 4 胸肋关节处；三尖瓣在前正中线平对第 4 肋间隙的高度上（图 3-16）。上述 4 组瓣膜的投影与临床所用的各瓣膜听诊区并非完全一致（表3-2），后者主要是由血流方向决定的。

表 3-2 瓣膜的投影位置与听诊部位

名　称	投影位置	听诊部位
肺动脉瓣	左侧第 3 胸肋关节处	胸骨左缘，第 2 肋间隙
主动脉瓣	胸骨左缘，第 3 肋间隙	胸骨右缘，第 2 肋间隙
二尖瓣	左侧第 4 胸肋关节处	左侧第 5 肋间隙，锁骨中线内侧 1~2 cm
三尖瓣	前正中线与第 4 肋间隙交点处	胸骨下端偏右

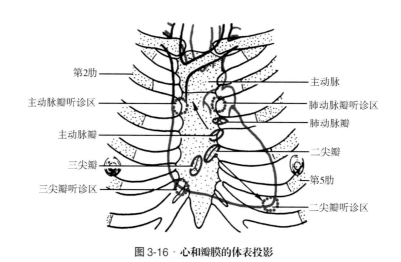

图 3-16 · 心和瓣膜的体表投影

三、腹部主要脏器的体表投影

腹腔脏器在腹前外侧壁的体表投影，会随着年龄、体型、体位、胃肠道的充盈状况和腹肌的紧张程度等差异而变化。矮胖者膈、肝、盲肠和阑尾等位置较高，胃趋于横位，瘦长者则相反。老年人因腹肌乏力、韧带松弛而常有内脏下垂。体位改变对腹腔内脏器的位置也有明显的影响：卧位时器官上移，膈升高，直立时则相反。因此，对腹腔内脏器的位置除了掌握其一般规律外，还需充分了解其个体差异，方能做到正确诊断和处理腹腔内器官的疾病。

1. 肝的体表投影·肝的上界与膈穹窿一致。在右腋中线处起自第 7 肋，由此向左至右锁骨中线处平第 5 肋，在前正中线处平剑胸结合，至左锁骨中线平第 5 肋间隙。此 4 点弧形连线即为肝的上界。肝的下界与肝的下缘一致。在右腋中线处平第 10 肋，再沿右肋弓下缘向左，至右第 8、第 9 肋软骨结合处离开肋弓，经剑突下 3~5 cm 处斜向左上，至左肋弓第 7、第 8 肋软骨结合处，进入左季肋区，连于上界左端（图 3-17）。因此，在成人，右肋弓下一般不能触及肝，剑突下可触及。在小儿，肝的体积相对较大，肝的下缘可低于右肋弓下缘 2~3 cm。7 岁以上儿童，右肋弓下不能触及肝。

2. 胆囊底的体表投影·胆囊底稍突出于肝下缘，其体表投影相当于右锁骨中线或右腹直肌外侧缘与右肋弓的交点处（图 3-17）。胆囊炎时，此处有压痛。

3. 阑尾根部的体表投影·阑尾根部附于盲肠后内侧壁，为三条结肠带的会合点，其体表投影在脐与右髂前上棘连线的中 1/3 和外 1/3 交界处，即 McBurney 点，简称麦氏点（图 3-17）。阑尾炎时，此处常有明显压痛。

4. 脾的体表投影·脾的长轴与第 10 肋一致，其上端在左腋中线平第 9 肋，离后正中线 4~5 cm；下端在左腋前线平第 11 肋（图 3-17）。

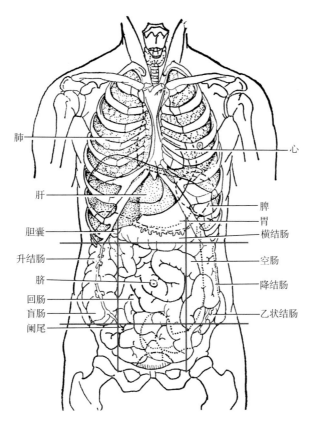

图 3-17·腹部的分区和主要脏器的体表投影

5. 肾的体表投影·肾位于脊柱两侧，贴附于腹后壁，两肾肾门相对。因受肝右叶的影响，右肾比左肾低半个椎体（1~2 cm），左肾上端平第 11 胸椎下缘，下端平第 2 腰椎下缘。肾门约平第 1 腰椎体平面，距正中线约 5 cm。临床上常将竖脊肌外侧缘与第 12 肋之间的区域，称为肾区（脊肋角）（图 3-18）。

肾的体表投影在后正中线两侧 2.5 cm 和 7.5~8.5 cm 处各作两条垂线，通过第 11 胸椎和第 3 腰椎棘突各作一水平线，上述 6 条纵、水平线所围成的两个四边形范围内。肾门的体表投影在腹前壁位于第 9 肋前端，在腹后壁位于脊肋角。

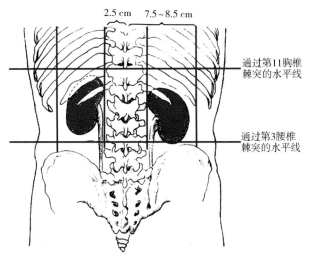

图 3-18 · 肾的体表投影

第四章
脊柱区表面解剖

境界与分区·脊柱区又称项背腰骶部，是指脊柱及其后方和两侧的软组织所共同配布的区域。上起自枕外隆凸和上项线，下至尾骨尖，两侧界自斜方肌前缘、三角肌后缘上份、腋后襞下缘、腋后线、髂嵴后份、髂后上棘向下至尾骨尖的连线。

脊柱区可分为项部、背部、腰骶部。

项部·上界为枕外隆凸和上项线，下界为第7颈椎棘突至两侧肩峰的连线，两侧界为斜方肌前缘。

背部·上界即项部的下界，下界为第12胸椎棘突向两侧沿第12肋至腋后线的连线，两侧界为腋后线。背部外上方皮下可以触摸到肩胛骨，其中两侧肩胛冈内侧端连线平对第3胸椎棘突，两侧肩胛骨下角的连线平对第7胸椎棘突，为背部常用体表标志线（图4-1）。

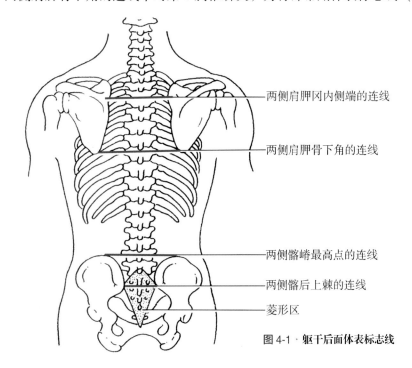

图 4-1 · 躯干后面体表标志线

腰骶部·上界即背部的下界，下界为沿髂嵴后份、髂后上棘向下至尾骨尖的连线，两侧界为腋后线至髂嵴。其中，第 5 腰椎棘突、两侧髂后上棘和尾骨尖之间的区域称为菱形区（图 4-1），当腰椎或骶、尾骨骨折或骨盆畸形时，菱形区可出现变形。两侧髂嵴最高点的连线平对第 4 腰椎棘突，两侧髂后上棘的连线平对第 2 骶椎棘突，为腰骶部常用体表标志线（图 4-1）。

·体表标志

一、皮肤标志

1. 脊柱沟·在背部正中线上，可见略微凹陷的浅沟称为脊柱沟，向上与项部正中沟相续，向下与臀裂相连。在沟底可摸到部分颈椎和全部胸椎、腰椎以及骶椎的棘突，该沟两侧为竖脊肌形成的纵行隆起（图 4-2、图 4-10）。

2. 臀裂·为左、右两侧圆隆臀部在骶骨后面下端正中线上的纵形沟裂，该裂可作为骶管裂孔穿刺进针的定位标志。胖人，骶管裂孔在臀裂顶点下方 0.5 cm 处；瘦人，骶管裂孔在臀裂顶点上方 0.5 cm 处；体形适中者，骶管裂孔正好在臀裂顶点处（图 4-2）。

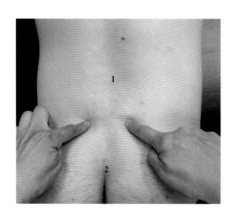

图 4-2·脊柱沟与臀裂

两手示指位置为髂后上棘

1. 脊柱沟
2. 臀裂

二、骨性标志

1. 寰椎后结节·是寰椎后弓后面的粗糙隆起，为棘突的遗迹，有项韧带和头后小直肌附着（图 4-3）。

2. 枢椎棘突·为第 2 颈椎棘突，较粗大，末端分叉（图 4-3）。

3. 第 7 颈椎棘突·第 1~6 颈椎的棘突埋于项韧带深面，不易触及。第 7 颈椎棘突长而粗大，近似水平位伸向后方，末端不分叉呈结节状，于皮下往往形成一隆起，故第 7 颈椎又称隆椎，是临床上辨认椎骨序数的重要标志。确认了第 7 颈椎棘突之后，往下可顺序摸到全部胸椎和腰骶椎的棘突；向上有时可触及第 6 颈椎的棘突，而其他颈椎的棘突则不易触摸到

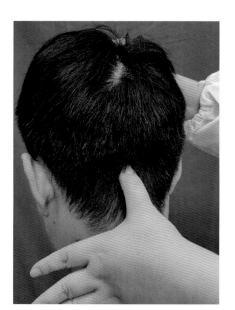

图 4-3·寰椎后结节和枢椎棘突

在枕外隆突下方的小凹陷底部，可触及寰椎后结节，在凹陷的下方所触摸到的骨性结构即为枢椎棘突。

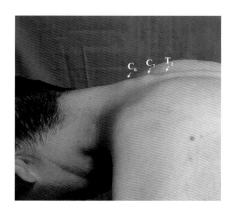

图 4-4·颈椎棘突侧面观

被检查者略低头，在项部的后正中线可见明显的骨性突起，为第 7 颈椎（C₇）棘突。在头部左右旋转时，第 7 颈椎棘突会有轻微运动，而其下方的第 1 胸椎（T₁）棘突没有任何运动，检查者可以此作为两者的鉴别。

（图 4-4）。

　　4.胸椎棘突·胸椎棘突细长，斜向后下方。在中胸部，即第 5~8 胸椎棘突最长，几乎垂直向下呈叠瓦状；上部及下部胸椎的棘突略为倾斜。胸椎棘突在身体直立时不甚明显，但如躯体向前弯曲时，则呈较明显的隆起，并容易摸到（图 4-5、图 4-6）。胸椎棘突的计数，可以第 7 颈椎棘突为标志，由此向下顺序摸认。也可以肩胛骨的相对位置作为参考，当人体直立、两手下垂时，肩胛骨上角平对第 2 胸椎棘突平面，肩胛冈内侧端平对第 3 胸椎棘突，肩胛骨下角平对第 7 胸椎棘突，而第 12 胸椎棘突则在第 12 肋肋角距后中线 5 cm 处。

　　第 1、第 3、第 5、第 6、第 7、第 9、第 10、第 11 胸椎棘突下分别为陶道、身柱、神道、灵台、至阳、筋缩、中枢、脊中穴。

　　5.腰椎棘突·腰椎棘突呈长方形板状，水平后伸，末端增厚位于后正中沟皮下，易于触摸。各腰椎棘突间稍显凹陷，肌内越发达者则凹陷越明显（图 4-7、图 4-8）。

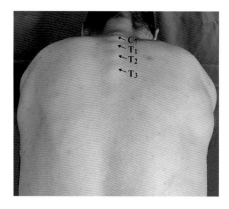

图 4-5 · 胸椎棘突后面观

胸椎棘突在身体直立时不甚明显，检查者在脊柱沟底可触及各椎骨的棘突，当头俯下、躯干向前弯曲时，呈明显隆起，易于触摸。胸椎棘突的计数常以第 7 颈椎棘突为标志，依次向下计数。

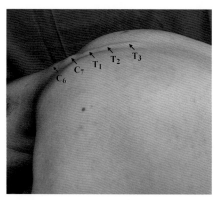

图 4-6 · 胸椎棘突侧面观

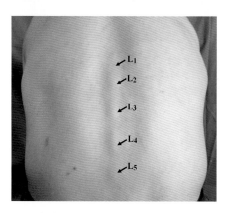

图 4-7 · 腰椎棘突后面观

当腰部向前弯曲时，隆起较为明显，两侧髂嵴最高点的连线平对第 4 腰椎棘突，可以此为计数标志，向上、向下计数。

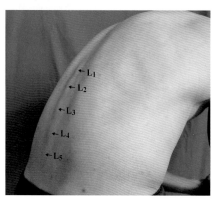

图 4-8 · 腰椎棘突侧面观

腰椎棘突的定位方法：一般以两侧髂嵴最高点的连线在后正中线上与第4腰椎棘突相交或稍下方一点（图4-9）；在脐平面上一般通过的是第3腰椎棘突与第4腰椎棘突之间；而第5腰椎棘突则与髂结节平齐，为菱形窝的上点，肥胖者为一凹窝，为下背部正中沟的终点。第1、第2、第4腰椎棘突下分别为悬枢、命门、腰阳关穴。

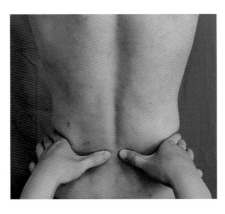

图4-9·第4腰椎棘突触诊

两侧髂嵴最高点的连线平对第4腰椎棘突。

临床上腰椎穿刺或腰麻，需在第3与第4腰椎棘突间进针穿刺，因为此处棘突间隙宽且呈水平位，进针容易。此外，此段椎管内已无脊髓，只有马尾神经围绕着终丝，不致损伤。蛛网膜下腔在此扩大成终池，其中充满着脑脊液。所以，在此处无论是穿刺抽取脑脊液，还是向内注入麻醉剂以麻醉马尾神经都是非常理想的部位。穿刺进针的层次依次为皮肤→浅筋膜→棘上韧带→棘间韧带→黄韧带（弓间韧带）→硬膜外腔→硬脊膜→蛛网膜→蛛网膜下隙。

6. 骶正中嵴·骶椎棘突退化后融合成骶正中嵴，在骶骨后面正中线上可触及骶正中嵴，其中以第2、第3骶椎处最显著。

7. 髂后上棘·为髂嵴后端的突起。胖人为一皮肤凹陷，瘦人则为一骨性突起（图4-2）。在髂后上棘的下方为髂后下棘，一般不易触及。

髂后上棘处适对骶髂关节的中央部位，用两手拇指深压检查，两侧对比，如患骶髂关节炎时，患侧有明显压痛。骶髂关节脱位时，多向后上方，此时髂后上棘明显突起。

两侧髂后上棘的连线平对第2骶椎棘突。此平面是第1、第2骶后孔的分界线。硬脊膜囊和蛛网膜下腔亦以其盲端终止于该平面。

8. 骶后孔·在骶骨后面，骶中间嵴的外侧、骶外侧嵴（由骶椎各横突愈合而成）的内侧有4对骶后孔，均与骶管相通，有上4对骶神经后支及血管通过。4对骶后孔表面定位如下：先以髂后上棘为标志，髂后上棘所在处的表面有一深的凹陷，用手指按压容易辨认。4对骶后孔离后正中线约2 cm，第1骶后孔位于凹陷内侧上方1 cm处，第2骶后孔位于凹陷内侧下方1 cm处，而第3和第4骶后孔则分别位于第2骶后孔下方2 cm和4 cm处，第4

骶后孔至骶骨下缘的距离也为 2 cm。

9. 骶管裂孔和骶角 · 沿骶正中嵴向下，由第 4、第 5 骶椎后面的切迹与尾骨围成的孔称为骶管裂孔，呈"A"形，是椎管的下口，其中有第 5 对骶神经和尾神经通过。在臀裂的上端，尾骨尖上方约 5 cm 处，两骶角之间从体表容易触及，特别是当患者双肘抱膝时，更容易扪到。触及骶管裂孔部位时，患者有一种不适的感觉。骶管裂孔的中心与两侧髂后上棘的连线呈一个等腰三角形。骶管裂孔处为腰俞穴。

骶管裂孔两侧向下的突起为骶角，体表易于触及，骶角相当于第 5 骶椎的下关节突，并与尾骨角相关节，是骶管麻醉的进针定位标志。

10. 尾骨尖 · 位于骶骨下方，在肛门后上方约 4 cm 处可触及。尾骨尖下为长强穴。

11. 椎体的体表定位 · 椎体表面定位法，通常有两种。

（1）以棘突定椎体的位置：颈部与上胸部棘突与同位椎体平齐；中胸部的棘突与下一位椎体的中部平齐；而下胸部的棘突与下一位椎体的下缘平齐；腰椎棘突与同位椎体平齐。

（2）以人体前部体表标志定椎体的位置：下颌角相当于第 2 颈椎椎体下缘；舌骨平第 3、第 4 颈椎椎间隙；甲状软骨平齐第 5 颈椎椎体；环状软骨平齐第 6 颈椎椎体；颈静脉切迹（胸骨上切迹）平齐第 2、第 3 颈椎椎间隙；胸骨角平齐第 4、第 5 胸椎椎间隙；剑突平齐第 9 胸椎椎体；肋弓的最低点平齐第 2、第 3 腰椎椎间隙；脐相当于第 3、第 4 腰椎椎间隙。

三、肌性标志

1. 斜方肌 · 位于项部与背上部浅层，为三角形的阔肌，两侧相合成斜方形。该肌起自上项线内 1/3、枕外隆凸、项韧带和全部胸椎棘突及棘上韧带。上部肌纤维斜向外下方，止于锁骨外侧 1/3 部的后缘；中部肌纤维平行向外，止于肩峰内侧缘和肩胛冈上缘的外侧部；下部肌纤维斜向外上方，止于肩胛冈下缘的内侧部（图 4-10、图 4-11）。

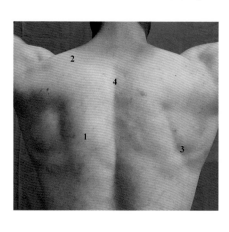

图 4-10 · 斜方肌

自项部正中线及胸椎棘突向肩峰伸展呈三角形的轮廓，一般不明显，运动时可辨认。

1. 斜方肌下部
2. 斜方肌上部
3. 肩胛骨下角
4. 脊柱沟

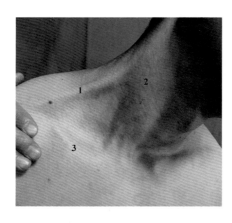

图 4-11·斜方肌颈部肌束

当检查者一手固定被检查者肩部并向下施力，另一手将被检查头部推向对侧，同时要求被检查者对抗阻力，上提肩部并用力向同侧侧屈头部，可在在颈部后外侧清晰观察到斜方肌颈部肌束。

1. 斜方肌颈部肌束

2. 胸锁乳突肌

3. 锁骨

神经支配：斜方肌受副神经支配。

作用：斜方肌的上部收缩可上提肩胛骨的外侧缘，协助上肢上举；下部收缩可下降肩胛骨内侧半；全部收缩时，使肩胛骨向脊柱靠拢。若肩胛骨固定，斜方肌一侧收缩，可使颈倾向同侧，面旋向对侧；两侧同时收缩时，可使头后仰。该肌瘫痪，可出现"塌肩"现象。

2. 背阔肌·为全身最大的阔肌，近似直角三角形，覆盖腰部及胸部下份，其上内侧被斜方肌所覆盖。该肌以腱膜起自下 6 个胸椎棘突、全部腰椎棘突、骶正中嵴和髂嵴后部，一部分肌纤维以 3~4 个肌齿起自于下 3~4 个肋骨的外面，有时可见小部分肌纤维起自于肩胛骨下角的背面。所有肌纤维向外上方集中，从大圆肌的下方，经腋窝的后壁，绕至大圆肌的前方，止于肱骨小结节嵴（图 4-12、图 4-13）。

神经支配：背阔肌受胸背神经（C_6~C_8）支配。

作用：使肱骨后伸、旋内及内收。当上肢上举固定时，则可牵拉躯体向上运动，如引体

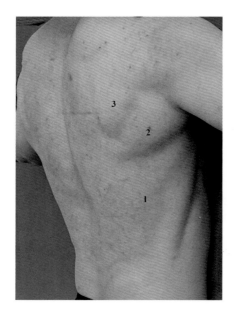

图 4-12·背阔肌后外侧面观

1. 背阔肌

2. 大圆肌

3. 小圆肌

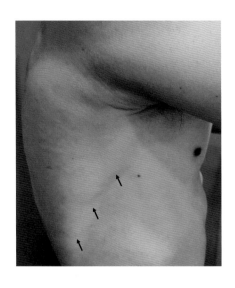

图 4-13 · 背阔肌前缘（箭头所示）

向上运动。

3. 竖脊肌 · 为背肌中的最粗大者，位于后正中沟的两侧，填充于棘突与肋角之间的深沟内，呈纵行隆起状（图 4-14）。该肌以一总腱和肌束起自于骶骨背面，第 11、第 12 胸椎棘突、腰椎棘突及其棘上韧带、髂嵴后部和胸腰筋膜。肌纤维向上，在腰部开始分为最内侧的棘肌、中间部位的最长肌和最外侧的髂肋肌三部分，在外形上，三者可看作一个整体。竖脊肌外侧缘与第 12 肋的交角，称为脊肋角。

神经支配：竖脊肌受脊神经（C_1~L_5）后支支配。

作用：为人体直立姿势最重要的肌肉之一。一侧收缩，躯干屈向同侧；两侧同时收缩，可使躯干后伸。

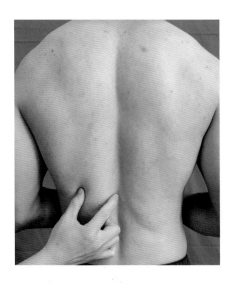

图 4-14 · 竖脊肌

位于后正中沟的两侧，呈纵行隆起，在棘突的两侧可明显观察到。

第五章
上肢表面解剖

境界与分区·上肢与颈、胸和背部相连，各部之间相互移行。上肢以锁骨上缘的外侧 1/3 段和肩峰至第 7 颈椎棘突连线的外侧 1/3 段与颈部为界，以三角肌前后缘上端与腋前后襞下缘中点的连线与胸背部为界。

上肢按部位可分为肩部、臂部、肘部、前臂部、腕部和手部。

肩部·位于肩关节周围与肩胛骨后面的区域，分为腋区、三角肌区和肩胛区。腋区位于肩关节下方，臂与胸上部之间；三角肌区是指该肌所在的区域；肩胛区是指肩胛骨后面的区域。

臂部·位于肩部与肘部之间，上界为腋前、后襞外侧端在臂部的连线，下界为通过肱骨内、外上髁连线近侧二横指的环形线。借肱骨和臂内外侧肌间隔分为臂前区和臂后区。

肘部·位于臂部与前臂部之间，以肱骨内、外上髁连线上下各二横指的环形线为其上界和下界。通过肱骨内、外上髁的冠状面，将肘部分为肘前区和肘后区。

前臂部·位于肘部与腕部之间，上界为肘部的下界，下界为桡、尺骨茎突连线近侧二横指的环形线。以桡、尺骨和前臂骨间膜为界，分为前臂前区和前臂后区。

腕部·位于前臂部与手部之间，以桡、尺骨茎突连线上下各二横指的环形线为其上界和下界。通过桡、尺骨茎突的冠状面，将腕部分为腕前区和腕后区。

手部·指腕部以远的部位，包括前面的手掌、后面的手背和远端的手指三部分。

第一节·肩、臂部体表标志

一、皮肤标志

1.腋前襞和腋后襞·上肢下垂时，在腋窝前面，臂皮肤与胸部皮肤交点处为腋前襞（图 5-1）；在腋窝后面，臂皮肤与背部皮肤交点处为腋后襞（图 5-2）。沿腋前襞、腋后襞所作的

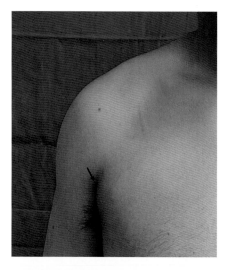

图 5-1 · 肩部前面观

上肢下垂时，在腋窝前面，可观察到腋前襞（箭头所示）。

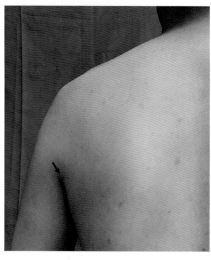

图 5-2 · 肩部后面观

上肢下垂时，在腋窝后面，可观察到腋后襞（箭头所示）。

垂线为腋前线和腋后线，是胸部常用的标志线（图 3-1、图 5-3）。腋前襞与肩髃连线的中点为肩前穴，腋后襞上 1 寸为肩贞穴。

2. 腋窝·为胸部外侧与上臂之间的凹陷，俗称胳肢窝（图 5-4）。当上肢下垂时，用手伸入腋窝可辨认其各壁及前、后缘。腋腔为腋筋膜深面的腔隙，其内侧壁为胸廓及肋间肌和前锯肌，外侧壁为肱骨上端及肱二头肌和喙肱肌，后壁为肩胛骨及肩胛下肌、背阔肌、大圆肌等。腋前缘高于腋后缘，故当上肢略微外展时即可在腋前缘下方露出腋后缘。腋腔内有淋巴结，并有从颈部通往上肢的血管和神经。

在腋窝内可摸到腋动脉的搏动，臂丛神经的内、外、后三束围绕在腋动脉周围，故臂丛阻滞麻醉可在腋窝进行。

腋窝淋巴结正常时触摸不到，但当上肢有炎症或淋巴引流的部位有肿瘤转移时，可触及肿大的淋巴结。注意当臂内收接近胸壁时，由于肌肉松弛，腋窝内容物较易触摸。但当上

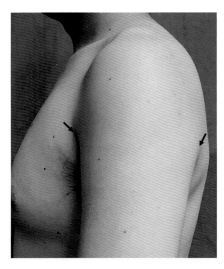

图 5-3 · 肩部侧面观

箭头所示为腋前襞与腋后襞。

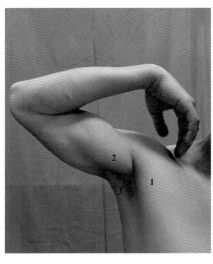

图 5-4 · 腋窝

1. 胸大肌
2. 肱二头肌
3. 背阔肌

肢外展时，腋筋膜紧张，腋窝内容物则摸不清楚。

二、骨性标志

1. 肩胛骨 · 为背部外上方的三角形扁骨，皮下可触摸到肩胛冈、肩峰、上角（内侧角）和下角，用手均可触及各骨性标志（图 5-5~ 图 5-8）。

肩胛冈 · 为肩胛骨背侧面的横嵴，在相当于第 3 胸椎棘突平面处起自肩胛骨的脊柱缘，由此向外上逐渐高起移行为肩峰。肩胛冈横列于肩胛骨后面，并将其分成上小下大的两个窝，分别称冈上窝和冈下窝，有同名肌附着（图 5-5）。冈下窝中点凹陷处为天宗穴。

肩峰 · 顺着肩胛冈向外上方触摸，可触到扁平的骨性突起为肩峰，它位于光滑的三角肌隆起的直上方（图 5-6）。肩峰表浅，虽易受损伤，但很少发生骨折，即使骨折，亦不易移位。肩峰与锁骨的肩峰端相连形成肩锁关节；在肩峰与冈上肌腱及肩关节囊之间有肩峰

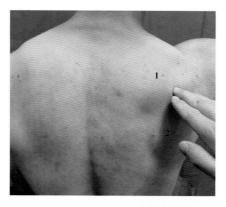

图 5-5 · 肩胛冈

1. 冈上窝
2. 冈下窝

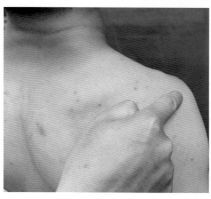

图 5-6 · 肩峰

顺着肩胛冈向外上方触摸，可触到扁平的骨性突起为肩峰，肩峰为肩部最高点处的骨性标志。

下滑囊，是人体最大的滑囊之一，因其外缘与三角肌下滑囊连成一体相互交通，故又称三角肌下滑囊。滑囊将肱骨大结节与肩峰、三角肌隔开，在肩关节做外展、内旋等动作时起润滑作用，以减少肩峰、肩袖及三角肌之间的摩擦。肩峰下滑囊炎是肩关节疼痛的常见原因之一。

肩胛骨上角、下角及内侧缘·当身体作直立姿势，两臂自然下垂时，肩胛骨的轮廓稍微高起，略可辨认其上角、内侧缘及下角，特别是下角比较明显（图5-7）。肩胛骨上角为肩胛提肌附着处；肩胛骨内侧缘的浅层为大、小菱形肌附着处，其深层为前锯肌在肩胛骨上的附着处（图5-8）。

两侧肩胛骨上角的连线平对第2胸椎棘突，两侧肩胛骨下角的连线平对第7胸椎棘突（图4-1）。

2. 肱骨头·正常情况下，肱骨头位于肩峰之下，向前、外侧突出。肱骨上端被三角肌覆盖，形成圆隆的外形，若三角肌瘫痪时，肩峰与肱骨头之间的距离增大，此时用手指可伸入两者之间的凹陷内。当上肢旋转时，可发现肱骨头的活动情况（图5-9）；当肩关节外展时，可在腋窝内触及肱骨头。

3. 肱骨大结节·位于肱骨上端的外侧，突出于肩峰的外下方，为肩部最外侧的骨性隆

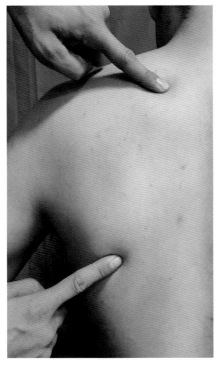

图 5-7 · 肩胛骨上角、下角

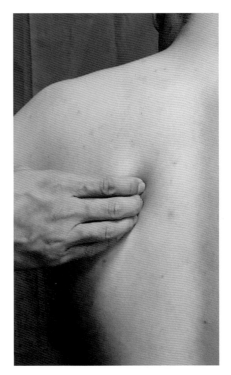

图 5-8 · 肩胛骨内侧缘

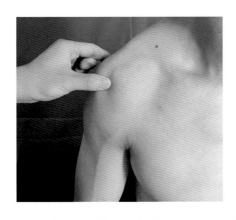

图 5-9 · 肱骨头

检查者拇指、示指从前后夹持被检查者的肱骨头，肩关节交替旋内旋外，检查者的手指即能感觉到肱骨头在旋转。

起（图 5-10）。肱骨大结节为冈上肌、冈下肌及小圆肌的止点，若在肩峰下，肱骨大结节尖端有压痛，可能为冈上肌损伤或肩周炎。如冈上肌腱断裂，此处可触及一深凹；如在大结节的后下方有压痛，可能为冈下肌或小圆肌腱断裂或损伤。肱骨大结节与肩峰之间为肩髃穴。

4.肱骨小结节·位于肩胛骨喙突的稍外方约 2.5 cm 处，有肩胛下肌附着，向下移行为小结节嵴（图 5-10）。

5.结节间沟·是位于肱骨大、小结节之间的一条纵沟，沟的上部较深，下部较浅，沟内有肱二头肌长头腱通过（图 5-10）。沟的外侧界及内侧界分别为大、小结节嵴，大结节嵴有胸大肌附着，小结节嵴有背阔肌和大圆肌附着。

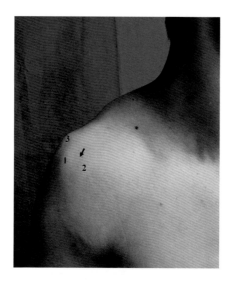

图 5-10 · 肱骨大、小结节

用手指在锁骨下窝处深触诊，找到喙突（图 3-3），向外滑动，其外侧的骨性隆起为小结节，继续向外触摸，同时使肩关节内旋，手指可触摸到结节间沟和大结节，大、小结节之间为结节间沟（箭头所示）。

1. 肱骨大结节
2. 肱骨小结节
3. 肩峰

若结节间沟过浅，大、小结节嵴的角度又小时，易引起肱二头肌长头腱脱位，特别是在臂突然旋外或已旋外之臂猛力前屈时容易发生。

肱二头肌长头腱在结节间沟内包有滑膜鞘，45 岁以后，常常由于骨质增生而使结节间沟变窄，从而诱发肱二头肌腱鞘炎，压痛明显。

6. 三角肌粗隆 · 位于肱骨体中部的外侧，大结节嵴的远端，是三角肌的止点，此处皮肤表面可见一小的肌肉凹陷（图 5-11）。该粗糙的骨性隆起因三角肌止于此而得名，喙肱肌亦止于该粗隆的内侧，而肱肌却起始于该粗隆内侧。由于上述三肌的起止在此交汇，故表面呈现肌肉凹窝。在三角肌粗隆的后外侧有一浅沟，称为桡神经沟，有同名神经和肱深动脉通过。因此，该部位骨折或不恰当应用止血带及全身麻醉时将臂后部紧压于手术台边缘过久，均可损伤桡神经。

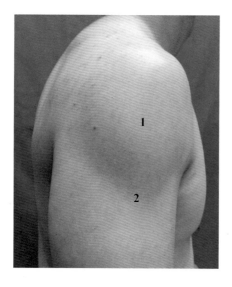

图 5-11 · 三角肌粗隆

1. 三角肌
2. 三角肌粗隆

三、肌性标志

肌肉·又称上肢带肌，位于肩部皮下，起自上肢带骨，止于肱骨，作用于肩关节，并增强肩关节的稳固性，包括三角肌、冈上肌、冈下肌、小圆肌、大圆肌、肩胛下肌。臂肌均为长肌，分为前后两群。前群位于肱骨前面，包括肱二头肌、喙肱肌和肱肌，皆为屈肌；后群位于肱骨后面，包括肱三头肌和肱肌，为伸肌。

1.冈上肌·位于斜方肌的深面，肩胛骨冈上窝内。起自冈上窝及冈上筋膜，肌束斜向外上方经肩峰及喙肩韧带的深面，止于肱骨大结节，并与肩关节囊愈着（图 5-12）。该肌与肩峰深面之间有大小不定的三角肌下囊的突起部分。

神经支配：冈上肌受肩胛上神经（C_5，C_6）支配。

作用：此肌收缩时，使肱骨外展，牵拉肩关节囊，并有使肱骨轻微旋外的作用。

2.冈下肌·位于肩胛骨背面的冈下窝内，部分被三角肌和斜方肌遮盖。起自冈下窝及冈下筋膜，肌纤维向外逐渐集中，经肩关节囊的后面，止于肱骨大结节和关节囊（图 5-12）。其肌腱与关节囊之间，可有冈下肌腱下囊的滑膜囊存在。

神经支配：冈下肌受肩胛上神经（C_5，C_6）支配。

作用：此肌收缩时，可使肱骨旋外并牵引关节囊。

3.小圆肌·位于冈下肌的下方，大部分被三角肌所遮盖，体积较小，为圆柱形。起自肩胛骨外侧缘上 2/3 的背面，肌束向外移行于扁腱，抵止于肱骨大结节的下压迹和肩关节囊。部分人的小圆肌可与冈下肌愈合为一块肌（图 5-12）。

神经支配：小圆肌受肩胛上神经（C_5，C_6）支配。

作用：此肌收缩时，拉肱骨向后并使其旋外。

4.大圆肌·位于冈下肌和小圆肌的下方，其下缘为背阔肌上缘遮盖，整个肌呈柱形。起自肩胛骨外侧缘下部和下角的背面及冈下筋膜。肌束向上外方集中，经过肱三头肌长头的前面，移行于扁腱，于背阔肌腱的下方，附着于肱骨小结节嵴（图 5-12）。两肌的肌腱之间

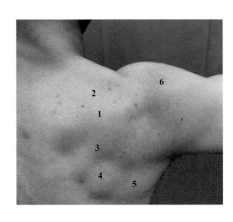

图 5-12 · 肩肌

1.肩胛冈
2.冈上肌
3.冈下肌
4.小圆肌
5.大圆肌
6.三角肌

夹有背阔肌囊，在大圆肌肌腱与肱骨内侧之间有大圆肌腱下囊。

神经支配：大圆肌受肩胛下神经（C₅~C₇）支配。

作用：此肌的作用与背阔肌相似，使肱骨后伸、旋内及内收。

5. 肩胛下肌·位于肩胛下窝内，前面与前锯肌相贴，为一个三角形的扁肌，在体表不易被触摸和观察到。肌纤维起自肩胛骨的前面、肩胛下筋膜和附着于肌线的结缔组织，肌束斜向外上方，移行于扁腱，此腱经肩关节囊前面，抵止于肱骨小结节、肱骨小结节嵴的上部及肩关节囊前壁。此肌收缩时，使肱骨内收并旋内，当关节运动时，向前牵拉肩关节囊。

神经支配：肩胛下肌受肩胛下神经（C₅~C₇）支配。

作用：此肌收缩时，使肱骨内收并旋内，当关节运动时，向前牵拉肩关节囊。

6. 三角肌·位于肩部皮下，呈底向上而尖向下的三角形，从前、后、外侧包裹肩关节，使肩部呈圆形隆起。其起点与斜方肌止点相对，从前向后依次为锁骨外侧 1/3 的前缘、肩峰外侧缘、肩胛冈下唇和冈下筋膜。肌纤维向外下方逐渐集中，止于肱骨体外侧面的三角肌粗隆（图 5-11~ 图 5-13）；三角肌止点处为臂臑穴。三角肌从前向后依次遮盖其深面的喙肱肌、肱二头肌、肱三头肌外侧头和长头的上部、小圆肌和冈下肌（图 5-14、图 5-15）。在三角肌

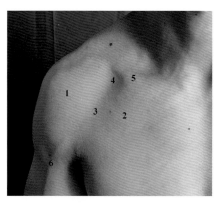

图 5-13·三角肌前面观

三角肌前缘借三角胸肌间沟与
胸大肌的锁骨部分开。

1. 三角肌
2. 胸大肌
3. 三角胸肌间沟
4. 锁骨下窝
5. 锁骨
6. 头静脉

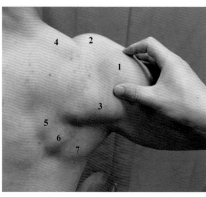

图 5-14·三角肌后面观

1. 三角肌中部肌束
2. 三角肌前部肌束
3. 三角肌后部肌束
4. 斜方肌
5. 冈下肌
6. 小圆肌
7. 大圆肌

深面，与肱骨大结节之间有一恒定的、较大的滑膜囊，称为三角肌下囊。此囊 40 岁以后容易出现损伤、变性、粘连，可导致肱骨上举困难。

神经支配：三角肌受腋神经（C_5，C_6）支配。

作用：前部肌束收缩使肱骨前屈及旋内；后部肌束收缩可使肱骨后伸及旋外；中部肌束比较肥厚有力，可使肱骨外展约 70°。在肩关节脱位或三角肌萎缩时，可呈"方形肩"。

7. 肱二头肌 · 位于臂前面的肌性隆起，大部分位于皮下，小部分被三角肌和胸大肌遮盖。起端有长、短两头。长头以长腱起自肩胛骨的盂上粗隆及关节盂的后缘，经肱骨结节间沟、结节间韧带的深面穿出肩关节囊。当长头肌腱经过结节间沟时，周围包以结节间腱鞘，此鞘由肩关节囊的滑膜突出而成，与肩关节囊相通。此腱可因损伤，造成与周围组织慢性粘连，导致上肢上举困难、后伸时疼痛；短头在内侧，起自肩胛骨喙突尖。两头于肱骨中点处互相愈合，形成一纺锤状的肌腹，向下移行为肱二头肌腱和肱二头肌腱膜（图 5-15）。肱二头肌腱经肘关节的前面，再经旋后肌和旋前圆肌之间向后，抵止于桡骨粗隆的后部（图5-28）；其腱膜离开肌腱斜向内下方，横跨肘窝上，移行为前臂深筋膜。此肌肌腹的内、外侧各有一浅沟，分别为肱二头肌内、外侧沟（图 5-16）。肱二头肌腱的桡侧缘为尺泽穴，肱二头肌腱的尺侧缘为曲泽穴。

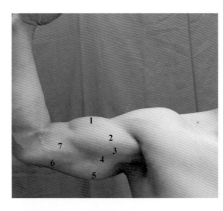

图 5-15 · 臂部内侧面观

1. 肱二头肌长头
2. 肱二头肌短头
3. 喙肱肌
4. 肱二头肌内侧沟
5. 肱三头肌长头
6. 肱三头肌内侧头
7. 肱肌

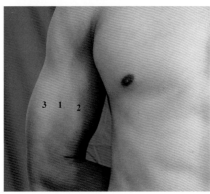

图 5-16 · 臂前外侧面观

1. 肱二头肌外侧沟
2. 肱二头肌
3. 肱三头肌

神经支配：肱二头肌受腋神经（$C_5 \sim C_7$）支配。

作用：肱二头肌跨过肩和肘两个关节，可以使臂和前臂前屈；在前臂旋前并肘关节处于屈曲状态时，此肌有强大的旋后作用。此外，还有紧张前臂固有筋膜的作用。

8. 喙肱肌·位于臂上 1/2 的前内侧，肱二头肌短头的深面和内侧，起自肩胛骨喙突尖，肌束斜向外下方，止于肱骨中部的内侧，肱骨小结节嵴的下部和内侧肌间隔（图 5-17）。

神经支配：喙肱肌受肌皮神经（$C_5 \sim C_7$）支配。

作用：此肌只作用于肩关节，使肱骨前屈和内收。

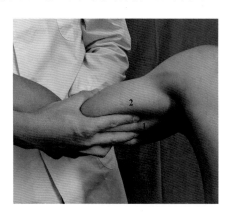

图 5-17 · 喙肱肌

当被检查者屈肘关节并外展臂部时，位于肱二头肌短头后方的条索状肌肉即为喙肱肌。

1. 喙肱肌
2. 肱二头肌短头

9. 肱肌·位于臂前面的下半部，肱二头肌的深面，为一梭形扁平肌。起自肱骨下 1/2 的前面以及内、外侧肌间隔，肌纤维向下移行于短腱，经肘关节的前面，穿旋后肌和旋前圆肌之间，附着于尺骨粗隆和肘关节囊（图 5-15）。

神经支配：肱肌受肌皮神经（$C_5 \sim C_7$）支配，其外侧下方的小部分肌束由桡神经支配。

作用：此肌有屈前臂和紧张肘关节囊的作用。

10. 肱三头肌·位于臂后侧皮下，有长头、外侧头和内侧头三个头。长头居中间，起自肩胛骨的盂下粗隆和肩关节囊的后壁，肌束经小圆肌的前面、大圆肌的后面下行；外侧头起自肱骨后面上方的外侧，桡神经沟以上的区域和外侧肌间隔的上部，其上部居长头的外侧，下部遮盖内侧头的一部分；内侧头起自肱骨后面桡神经沟以下的区域及内、外侧两个肌间隔。内侧头位置最深，仅其下部在长头的内侧和外侧头的外侧，居于皮下。三个头向下于肱骨后面的下 1/2 处，移行于扁腱，抵止于尺骨鹰嘴的上缘和两侧缘（图 5-18）。

神经支配：肱三头肌受桡神经（$C_6 \sim C_8$）支配。

作用：伸肘关节。肱三头肌长头因越过肩关节的后面，可以同时使肱骨后伸及内收。

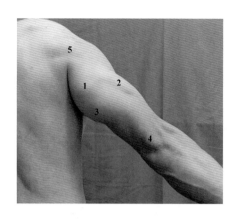

图 5-18·肱三头肌

当前臂伸直时，在三角肌后缘
下方的一条纵行肌隆起为其长
头，其外侧的隆起为外侧头，
内下方的隆起为内侧头。

1. 肱三头肌长头
2. 肱三头肌外侧头
3. 肱三头肌内侧头
4. 尺骨鹰嘴
5. 三角肌后部

第二节·肘及前臂的体表标志

一、皮肤标志

1.肘窝·是肘关节前方的一个尖向远侧、底朝近侧的三角形的凹陷。上界为肱骨内、外上髁的连线，下外界为肱桡肌，下内界为旋前圆肌，两肌向下的汇合处为肘窝的尖。窝顶为肘前筋膜及肱二头肌腱膜，窝底由肱肌和旋后肌组成，再后方为肘关节囊。肘窝内的重要标志是肱二头肌腱，重要结构有肱动脉、正中神经等。

2.肘横纹·屈肘时，出现于肘窝处横行的皮肤皱纹称为肘横纹（图 5-19~ 图 5-21）。肘横纹外侧端与肱骨外上髁连线的中点为曲池穴，肘横纹内侧端与肱二头肌腱之间为少海穴。

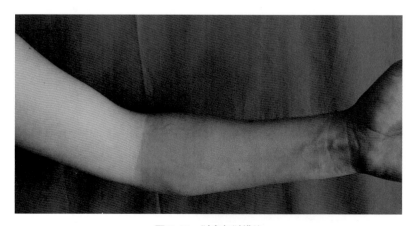

图 5-19·肘窝与肘横纹

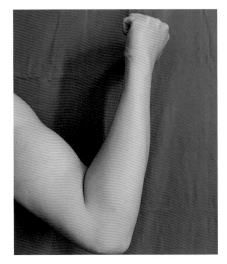

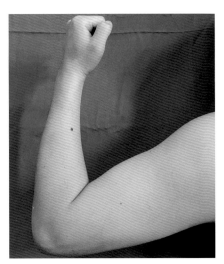

图 5-20 · 肘横纹内侧面观   图 5-21 · 肘横纹外侧面观

二、骨性标志

1. **肱骨内上髁** · 为肱骨下端内侧的骨性突起，大而显著，在肘关节的内侧极易触到，是重要的骨性标志（图 5-22、图 5-23）。内上髁与尺骨鹰嘴之间为小海穴。

肱骨内上髁是前臂屈肌总腱的起始处，腕部反复屈曲用力，前臂屈肌起点处反复受到牵拉刺激而损伤，可造成肱骨内上髁炎，引起肱骨内上髁处的疼痛和压痛，握拳抗阻力做屈腕并旋前动作时，疼痛加剧。

2. **肱骨外上髁** · 位于肱骨下端的外侧，较内上髁略小，当肘关节处于半屈状态，在肘关节的外侧比较容易摸到（图 5-22、图 5-23）。

肱骨外上髁是前臂伸肌总腱的起始处，反复用力的伸腕活动，造成伸肌总腱撕裂、扭伤、

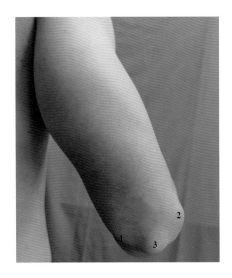

图 5-22 · 肘关节后面观

1. 肱骨内上髁

2. 肱骨外上髁

3. 尺骨鹰嘴

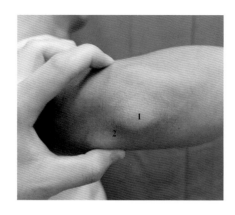

图 5-23 · 肱骨内、外上髁

肘部两侧最突出的骨性隆起即为肱骨内、外上髁，屈肘时更为明显。

1. 尺骨鹰嘴
2. 尺神经沟

钙化或无菌性炎症，可导致肱骨外上髁炎。患者感肘后外侧酸痛、无力，压痛明显，劳动后加重，好发于右侧，常见于木工、砖瓦工及网球运动员，俗称网球肘。网球肘试验又称 Mill 征，是本病重要的体征。即检查者一手固定其肘部，不使臂部转动；另一手握着腕部，从其屈肘位拉到伸肘位，同时使前臂旋前和屈腕。此时如肱骨外上髁处出现疼痛，即为试验阳性。

3. 尺骨鹰嘴 · 为肘后明显的骨性突起，随肘关节的前屈、后伸而上、下滑动。屈肘时，在肘关节的后方可清楚地观察和触及（图 5-22、图 5-23）；肘关节伸直时，鹰嘴的远侧端可进入到鹰嘴窝内（图 5-24）。

在鹰嘴表面与皮肤之间有一皮下滑膜囊，该处反复损伤后则发生鹰嘴滑膜囊炎，学生和矿工易患此病，故有"学生肘""矿工肘"之称。

尺骨鹰嘴是肱三头肌的抵止处，鹰嘴前面为半月切迹（滑车切迹），切迹中部狭窄，常为鹰嘴骨折的好发部位。

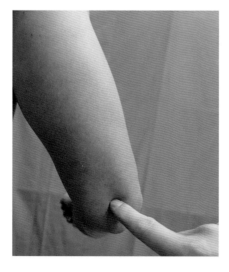

图 5-24 · 鹰嘴窝

鹰嘴窝位于肱骨远侧端的后面，在肘关节伸直时容纳鹰嘴的远侧端。如果肘关节屈曲 130° 左右，肱三头肌腱处于放松状态时，鹰嘴窝更易触及。

4. 尺神经沟 · 在肱骨内上髁的内后方有一明显的骨沟，介于内上髁与尺骨鹰嘴之间，沟内有尺神经通过，故名尺神经沟。用手指在此处摸到的圆滑、索样结构即尺神经（图 5-25）。

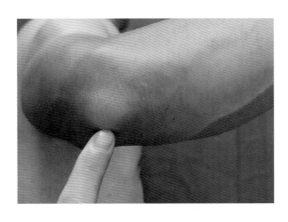

图 5-25 · 尺神经

用手指在肱骨内上髁与尺骨鹰嘴之间滑动，摸到的圆滑、索样结构，用力按压，则产生酸、胀、痛不适感，并可放射至同侧小指处，此索状结构即为尺神经。

肱骨内上髁骨折常合并有尺神经损伤，患者多为儿童，由间接暴力所致。如跌倒时，患肢肘关节伸直、过度外展，肱骨内上髁被前臂屈肌群骤然收缩而撕脱；或者骨折晚期因骨痂包埋或尺神经沟粗糙而致尺神经损伤。

5. 肱骨小头 · 位于肱骨远侧端的外侧，与桡骨小头构成肱桡关节。屈肘关节时，可使肱骨小头的后部和下部充分暴露（图 5-26）。

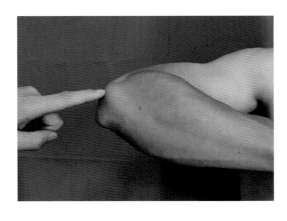

图 5-26 · 肱骨小头

屈肘关节时，肱骨小头的后部和下部暴露较多，易于观察和触摸。

6. 桡骨头 · 为桡骨的近侧端，与肱骨、尺骨分别形成肱桡关节和桡尺近侧关节。肘关节屈 90°时，在肱骨小头的远侧端极易摸到桡骨头（图 5-27）。

桡骨头骨折较常见，临床上易被误诊，多因跌倒时，肘关节伸直，前臂旋前位手掌着地，所产生的暴力向上传递致使桡骨头撞击在肱骨小头所致。若未能及时治疗，将发生前臂旋转功能障碍和肘关节伸直运动受限。

在儿童多见桡骨头半脱位。肘关节囊纤维层的环行纤维于桡骨头处较发达，形成桡骨环状韧带，包绕桡骨头的环状关节面。成人的环状韧带呈漏斗形，致密而坚韧；而小儿的环状韧带呈直筒形，且比较松弛，桡骨头尚发育不全，几乎与颈等大。骤然拉儿童旋前位的上肢时，就有可能使桡骨头半脱位出韧带，称为桡骨头半脱位或"牵拉肘"。复位时，医者用

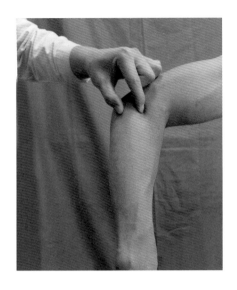

图 5-27 · 桡骨头

肘关节屈曲 90°，检查者先以拇指、示指夹持肱骨小头，然后紧贴皮肤向远侧端移动，越过肱桡关节间隙之后即为桡骨头。当被检查者的前臂做旋前、旋后动作时，检查者可清晰地感知桡骨头在旋转。沿桡骨头继续向远侧端移动约一横指，有一狭窄处，即为桡骨颈。

一手使小儿的前臂旋后并作牵引，用另一手拇指压在桡骨头处，同时屈曲肘关节，即可使桡骨头扭回到原有的位置上。

三、肌性标志

前臂前群肌位于前臂前面，共 9 块，主要为屈腕、屈指和使前臂旋前的肌，分浅、深两层。浅层有 6 块肌，自桡侧向尺侧依次为肱桡肌、旋前圆肌、桡侧腕屈肌、掌长肌、尺侧腕屈肌和指浅屈肌，易于观察和触诊。深层有拇长屈肌、指深屈肌和旋前方肌 3 块肌，不易观察和触诊。前臂后群肌共 11 块肌肉，分深、浅两层。浅层由外侧向内侧，依次有桡侧腕长伸肌、桡侧腕短伸肌、指伸肌、小指伸肌、尺侧腕伸肌，易于观察和触摸。深层有旋后肌、拇长展肌、拇短伸肌、拇长伸肌、示指伸肌，在体表不易观察到。

1. 肱二头肌腱 · 在肘关节前方，向外下方，止于桡骨粗隆。此肌腱粗大，较易触摸。当前臂旋后并对抗阻力屈曲肘关节时，更易触摸（图 5-28）。

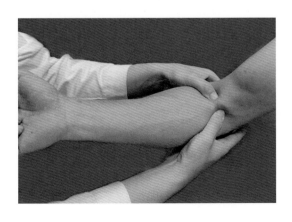

图 5-28 · 肱二头肌腱

用力屈肘时，在肘窝内可摸到紧张的肱二头肌腱。

2.肱桡肌·位于前臂前面的桡侧缘，为长而扁的梭状肌，位置表浅，易于寻找和观察（图 5-29、图 5-30）。肱桡肌起自肱骨外上髁上方和外侧肌间隔，肌腹向下移行于肌腱，止于桡骨茎突的基部，腱的末端外侧部分被拇长展肌和拇短伸肌腱掩盖。

神经支配：肱桡肌受桡神经（C_5，C_6）支配。

作用：肱桡肌越过肘关节的前方，为一有力的肘关节屈肌。此外，当前臂旋前时该肌有旋后作用，而前臂旋后时又有旋前作用。

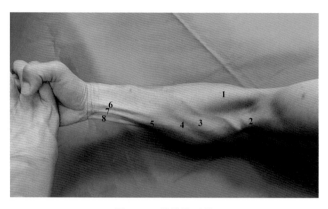

图 5-29 · 前臂前面观

当用力握拳，肘关节屈曲，前臂位于旋前与旋后的中间位时，前臂前面可观察到浅层肌及其肌腱。

1. 肱桡肌肌腹
2. 肱二头肌腱
3. 旋前圆肌肌腹
4. 桡侧腕屈肌肌腹
5. 掌长肌肌腹
6. 桡侧腕屈肌腱
7. 掌长肌腱
8. 尺侧腕屈肌腱

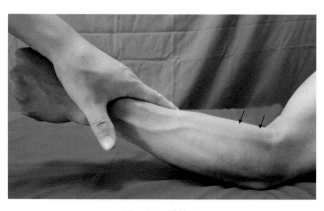

图 5-30 · 肱桡肌

被检查者屈肘关节，前臂置于旋前和旋后的中间位，检查者在前臂远侧 1/3 处向下施加压力。当被检查者对抗阻力屈肘关节时，在肱骨外侧和前臂可观察到肱桡肌的收缩（箭头所示）。

3.旋前圆肌·位于前臂前面上部的皮下，构成肘窝的内侧界。起点有两个头：一是肱头，起自肱骨内上髁、臂内侧肌间隔和前臂深筋膜；另一是尺头，较小，起自尺骨喙突。两头之间有正中神经通过，肌束斜向外下方，止于桡骨中 1/3 的背面和外侧面（图 5-29）。

神经支配：旋前圆肌受正中神经（C_6，C_7）支配。

作用：此肌收缩时，主要使前臂旋前以及屈肘。

4.桡侧腕屈肌·位于前臂前面中部皮下，外侧为旋前圆肌和肱桡肌，内侧为掌长肌。它以粗的肌腹起自肱骨内上髁和前臂筋膜，肌纤维斜向外下方移行于细长的肌腱，其腱穿经屈肌支持带与大多角骨沟之间的腕桡侧管到手掌，止于第 2、第 3 掌骨基底部的掌侧面（图 5-29）。

神经支配：桡侧腕屈肌受正中神经（C_6，C_7）支配。

作用：主要屈腕关节，但因止点在中线偏外，故也可使手外展和前臂旋前。

5.掌长肌·位于前臂前面正中线部位，桡侧腕屈肌的内侧，肌腹细小，起自肱骨内上髁和前臂筋膜，肌纤维斜向下方移行于细长的肌腱，经屈肌支持韧带的浅面与掌腱膜相连（图 5-29、图 5-31）。

神经支配：掌长肌受正中神经（C_7，C_8）支配。

作用：协助屈腕关节，紧张掌腱膜。部分人掌长肌可见缺如，临床上常取掌长肌腱进行游离移植，也可行肌腱转位，修复、代偿邻近诸肌之的功能。

6.尺侧腕屈肌·位于前臂内侧缘皮下，指浅屈肌的内侧。起端有两个头：肱头，起自肱骨内上髁和前臂筋膜；尺头，起自尺骨鹰嘴内侧缘和尺骨背侧缘上 2/3，两头之间有尺神经通过。肌纤维向下移行于短腱，附着于豌豆骨，并续于豆钩韧带和豆掌韧带，有时也可止于屈肌支持带和第 4 或第 5 掌骨（图 5-29、图 5-31）。

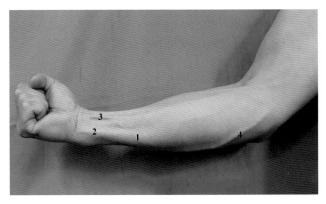

图 5-31·**前臂前内侧面观**

1.尺侧腕屈肌肌腹	3.掌长肌腱
2.尺侧腕屈肌腱	4.贵要静脉

神经支配：尺侧腕屈肌受尺神经（C_7，C_8，T_1）支配。

作用：此肌为强大的屈腕肌，同时可协助屈肘并使腕屈向尺侧。

7. 指浅屈肌 · 位于前臂上述浅层肌的深面，由前臂深层肌分化而来。起点较为宽大，分两个头：肱尺头，起自肱骨内上髁和尺骨冠突；桡头，起自桡骨上 1/2 的掌侧面，两头在中间的腱弓处互相愈合，腱弓的深面有正中神经和尺动、静脉通过。肌纤维向下移行于四个肌腱，这些肌腱在腕部排列分成两层，至中指和环指的肌腱位于至第 2 及第 5 指的肌腱浅面。四个肌腱经过腕管和手掌而分别止于第 2~5 指中节指骨的两侧。指浅屈肌腱在通过腕管时，与指深屈肌腱共同包裹以屈肌总腱鞘，在进入各指的骨性纤维管时，包以手指滑膜鞘（图 5-32）。

神经支配：指浅屈肌受尺神经（C_7，C_8，T_1）支配。

作用：主要屈掌指关节和近侧指关节，并协助屈肘、屈腕活动。

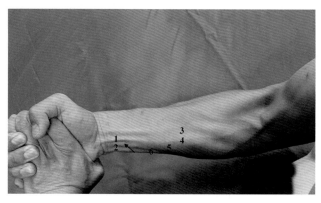

图 5-32 · 指浅屈肌

当肘关节屈曲，用力握拳屈腕
关节，前臂位于旋前与旋后的
中间位时，在掌长肌腱和尺侧
腕屈肌腱之间可观察和触摸到
指浅屈肌腱（箭头所指处）。

1. 掌长肌腱
2. 尺侧腕屈肌腱
3. 桡侧腕屈肌肌腹
4. 掌长肌肌腹
5. 指浅屈肌肌腹
6. 尺侧腕屈肌

8. 桡侧腕长伸肌 · 位于前臂桡侧缘皮下，近侧部的大部分在肱桡肌与桡侧腕短伸肌间的浅面。于肱桡肌起点的下方起自肱骨外上髁和臂外侧肌间隔，肌纤维向下移行于长腱，该腱自上而下位于拇长展肌腱、拇短伸肌腱和拇长伸肌腱的深面而与之斜向交叉，经腕背侧韧带的深面至手背，止于第 2 掌骨底的背侧（图 5-33）。

神经支配：桡侧腕长伸肌受桡神经（C_6，C_7）支配。

作用：伸腕，同时协助屈肘和使手外展，并有使前臂旋后的作用。

9. 桡侧腕短伸肌 · 位于桡侧腕长伸肌的深侧，体表观察不易与其分开。起自肱骨外上髁和前臂骨间膜，肌腹较桡侧腕长伸肌略短，肌束向下移行于长而扁的肌腱，位于桡侧腕长伸肌腱的背内侧，止于第 3 掌骨底的背侧（图 5-33）。

神经支配：桡侧腕短伸肌受桡神经（C_7，C_8）支配。

作用：此肌有伸腕并协助使手外展的作用。

10. 指伸肌与小指伸肌·指伸肌位于前臂背面皮下，其外侧是桡侧腕长、短伸肌，内侧是尺侧腕伸肌。起自肱骨外上髁和前臂筋膜，肌纤维向下移行于四个并排的长腱，与示指伸肌腱共同通过伸肌支持带深面的骨性纤维管至手背，分别移行于第 2~5 指的指背腱膜，腱膜的两侧部抵止于第 2~5 指末节指骨底的背面，中部抵止于第 2~5 指中节指骨底的背面。小指伸肌实为指伸肌的一部分，肌腹细长，位于指伸肌的内侧，肌腱通过伸肌支持带的深面，在指伸肌至小指肌腱的内侧移行于指背腱膜，止于小指之中节和末节指骨底的背面（图 5-33）。

神经支配：指伸肌和小指伸肌受桡神经（C_7，C_8）支配。

作用：指伸肌和小指伸肌有伸指和伸腕的作用，小指伸肌收缩时，可单独伸小指。

11. 尺侧腕伸肌·位于前臂背面最内侧皮下，其内侧由上而下为肘肌和尺骨后缘，外侧为指伸肌和小指伸肌。起自肱骨外上髁、前臂筋膜和尺骨后缘，肌纤维向下移行为长腱，在尺骨后面，经伸肌支持带的深面止于第 5 掌骨底的后面（图 5-33）。

神经支配：尺侧腕伸肌受桡神经（C_7，C_8）支配。

作用：有伸腕并使手内收的作用。

12. 肘肌·位于肘关节后面的外侧皮下，为三角形的小肌，上缘与肱三头肌内侧头合并，起自肱骨外上髁和桡侧副韧带，肌纤维呈扇形向内，止于鹰嘴的外侧、尺骨干上 1/4 的背面

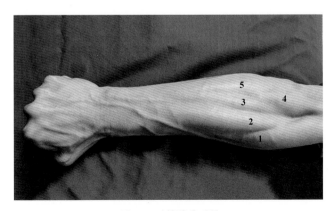

图 5-33·前臂后面观

当用力握拳伸腕时，前臂后面   2. 指伸肌与小指伸肌肌腹
可观察到由桡侧向尺侧的肌肉   3. 尺侧腕伸肌肌腹
肌腹。   4. 肘肌肌腹

1. 桡侧腕长伸肌肌腹   5. 尺侧腕屈肌肌腹

及肘关节囊（图 5-33）。

神经支配：肘肌受桡神经（C_6~C_8）支配。

作用：此肌有伸肘及牵引肘关节囊的作用。

第三节·腕及手部的体表标志

一、皮肤标志

1.腕掌侧横纹·一般有 3 条，在屈腕时较为明显（图 5-34）。腕近侧横纹约平尺骨头；腕中横纹不恒定，平尺、桡骨茎突的末端，相当于桡腕关节线的两端；腕远侧横纹较明显，其外侧端可摸到手舟骨，内侧端可摸到豌豆骨，中点深面是掌长肌腱，为正中神经入掌处。

在腕远侧横纹桡侧端，桡动脉的桡侧为太渊穴；在腕远侧横纹内侧端，尺侧腕屈肌腱的桡侧为神门穴；在腕远侧横纹上，桡侧腕屈肌腱与掌长肌腱之间为大陵穴。

2.鱼际·又名大鱼际，为手掌外侧呈鱼腹状的隆起（图 5-34），是由拇短展肌、拇短屈肌、拇对掌肌和拇收肌 4 块肌形成的肌性隆起，主要起拇指外展、内收、对掌和屈曲等作用。其中，拇短展肌和拇短屈肌受正中神经返支支配，而拇对掌肌和拇收肌则受尺神经支配，若正中神经损伤或尺神经损伤，可出现上述拇指运动功能障碍，并可造成鱼际肌瘫痪、萎缩、塌陷而变平坦，失去原有的鱼腹状隆起外观。

3.小鱼际·为手掌尺侧的隆起（图 5-34），由小指展肌、小指短屈肌和小指对掌肌形成的肌性隆起。上述三块肌肉均由尺神经深支支配，若尺神经损伤或其深支损伤均可使小鱼际肌瘫痪、萎缩而变平坦。如尺神经合并正中神经损伤，则鱼际和小鱼际肌性隆起均消失，即成为所谓"猿手"。

4.掌心·又称掌凹，位于手掌中部呈尖端朝向近侧的一个三角形凹陷。掌心的桡侧为鱼际隆起，尺侧为小鱼际隆起，掌心部皮肤并有三条掌纹通过。握掌中指尖下，掌心处为劳宫穴。

5.掌纹·在手掌，一般可见到 3~4 条掌横纹（图 5-34）。

鱼际纹·斜位于鱼际的尺侧，近侧端常与腕远侧横纹的中点相交，远侧端达第 2 掌指关节桡侧缘。

掌中纹·略斜行于掌中部，近似横行，起于小鱼际隆起桡侧缘的中份，稍斜向桡侧走向，桡侧端与鱼际纹重叠，掌中纹的中份正对掌浅动脉弓的突出部。掌中纹从桡侧直达尺侧，横贯手掌，称为通贯手，俗称"断手"。通贯手是先天愚型的特征之一，亦可见硬皮病患者及某些正常人。

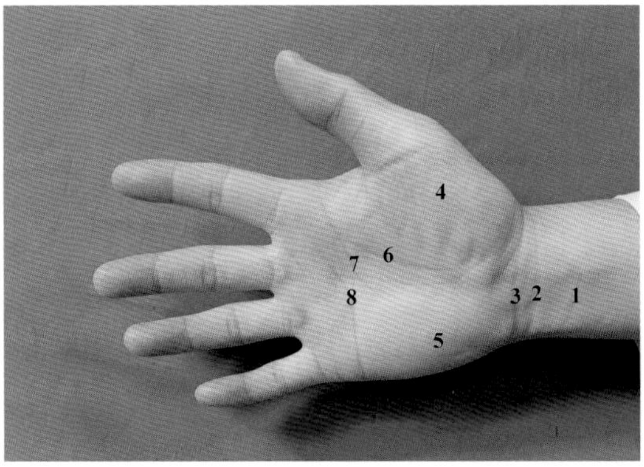

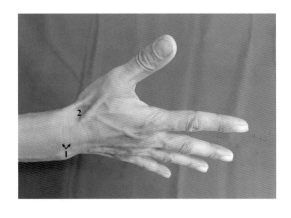

图 5-34 · **腕及手掌侧纹**

1. 腕近侧横纹
2. 腕中横纹
3. 腕远侧横纹
4. 鱼际
5. 小鱼际
6. 鱼际纹
7. 掌中纹
8. 掌远纹

掌远纹·自手掌尺侧缘横行向桡侧，稍弯向第 2 指蹼处，恰对第 3~5 掌指关节线。当屈曲掌指关节时，掌远纹特别明显，以适应尺侧三个手指的屈曲活动；掌远纹亦标志着第 3~5 指屈肌腱鞘的起始部；同时，掌腱膜也在此平面分叉至第 2~5 指；屈指时，指腹可抵达掌远纹稍远侧，故按照指腹抵达该横纹的距离，可用作测量指屈曲程度的简便方法。

6. 手指·手指掌面与手掌交界处以及各指骨间关节处的皮肤皱纹称为指掌侧横纹。手指远端掌面为指腹，有丰富的神经末梢。指腹皮肤上有细密的沟、嵴，排列成弧形或旋涡状的皮纹，称为指纹。指纹的形状终身不变，个体差异明显，常作为个体鉴定的标志。指端的背面为指甲，指甲深面的真皮称为甲床。指甲的近端埋在皮肤形成的深凹内，称甲根。围绕甲根和甲体两侧的皮肤皱襞为甲襞，指甲与甲襞之间的沟称为甲沟，因损伤后感染易引起甲沟炎。

7. 腕背侧横纹·为腕背处的两条横行的皮肤皱纹，分别称为腕背远侧横纹和腕背近侧横纹，以桡侧半最为明显，近尺骨茎突处则不典型（图 5-35）。腕背远、近侧横纹均于腕掌远侧和中间横纹在腕的桡侧缘相延续，当桡腕关节外展位时非常明显。

8. 鼻烟窝·是位于腕背外侧部的浅窝，在拇指充分外展、后伸时明显（图 5-35）。其外侧界为拇长展肌腱和拇短伸肌腱，内侧界为拇长伸肌腱；窝底为手舟骨和大多角骨。窝内有

图 5-35 · **腕背侧横纹与鼻烟窝**

1. 腕背侧横纹
2. 鼻烟窝

桡动脉通过，可触及其搏动。阳溪穴正当鼻烟窝内。

二、骨性标志

1. 桡骨下端及桡骨茎突·桡骨下端位置表浅，易于摸到，顺着桡骨下端前面的凹陷向下可触及桡关节面粗糙的前缘。桡骨茎突明显地隆起于腕部的桡侧，桡骨茎突尖于鼻烟窝向上可触及（图5-36）。拇长展肌和拇短伸肌腱行经桡骨茎突的表面，外面裹以共同的腱鞘。如疑有腱鞘炎，可进行握拳尺偏试验（Finkelstein征）。即让患者握拳，将拇指屈曲包在掌心中，再使桡腕关节内收。若桡骨茎突处发生疼痛，为Finkelstein征阳性，表示患者可能患有桡骨茎突部狭窄性腱鞘炎。

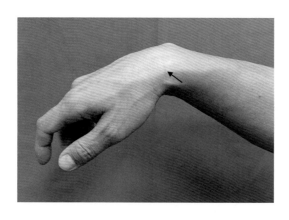

图5-36·桡骨下端及桡骨茎突

在腕部桡侧可观察和触摸到桡骨茎突（箭头所示），屈腕时更为明显。

2. 尺骨下端及尺骨茎突·尺骨下端逐渐变细，形成尺骨头与尺骨茎突（图5-37）。尺骨茎突比桡骨茎突位置高且偏后一些，两者相距约1.25 cm。

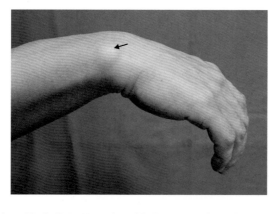

图5-37·尺骨下端及尺骨茎突

当前臂处于半旋前位时，尺骨茎突（箭头所示）则更为突出。

3. 腕骨·由8块小的短骨组成，排成两列，每列各有4块。由桡侧向尺侧，近侧列依次为手舟骨、月骨、三角骨和豌豆骨；远侧列依次为大多角骨、小多角骨、头状骨和钩骨。各腕骨均以相邻的关节面构成腕骨间关节。近侧列的手舟骨、月骨、三角骨共同形成桡腕关节的关节头，与桡骨下端的腕关节面和尺骨下方的关节盘相关节。

全部腕骨互相连结成为一体，背侧面隆突，而掌侧面则凹陷，成为腕骨沟，坚韧的腕横韧带附着在腕骨沟的两侧，即腕桡侧隆起和尺侧隆起，这样在腕骨沟与腕横韧带之间就形成了腕管，管内有指浅、深屈肌腱和拇长屈肌腱及正中神经通过。

腕管为一骨纤维管，管腔比较狭窄，管内结构排列比较紧密，任何致使腕管管腔变形、变窄的病变，均可造成腕管内压增高，使经过腕管的正中神经受到卡压，从而引起正中神经分布区域的感觉异常、疼痛、麻木和运动无力，即为腕管综合征。此时，轻叩患者手腕管中央部位，即可引起正中神经分布的手指有触电样刺痛。

舟骨结节及大多角骨结节·在腕掌远侧皮肤皱襞的桡侧半深面可触及舟骨结节，紧邻舟骨结节的远侧可摸到大多角骨结节，两结节共同构成腕骨桡侧隆起，在腕背屈时易被触及（图 5-38）。

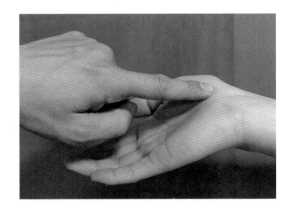

图 5-38 · 舟骨结节

豌豆骨及钩骨钩·在腕掌远侧皮肤皱襞的尺侧端可触及豌豆骨；因豌豆骨是尺侧腕屈肌的抵止处，故亦可沿尺侧腕屈肌腱向下触得豌豆骨（图 5-39）。在豌豆骨的远侧平第 4 掌骨尺侧缘可以触摸到钩骨的钩，两者共同构成腕骨尺侧隆起。

腕尺侧管的内侧壁为豌豆骨，外侧壁为钩骨，其掌面为腕掌侧韧带，背面为腕横韧带，管中有尺神经和尺动脉通过。如该管受压则产生尺神经卡压综合征，故名腕尺管综合征。

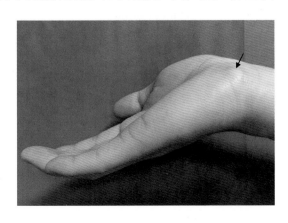

图 5-39 · 豌豆骨

腕背屈时，豌豆骨明显隆起，易被观察到。

此时以手指轻叩豌豆骨附近，则会引起小指和环指等尺神经支配区麻木、疼痛加重，称为 Tinel 征阳性。

三角骨·呈锥形，基底朝外上，尖朝下。上面的外侧与桡尺远侧关节的关节盘相关节；内侧粗糙，有韧带附着；下面凹凸不平，与钩骨相关节；掌侧面有卵圆形关节面，与豌豆骨相关节（图 5-40）。

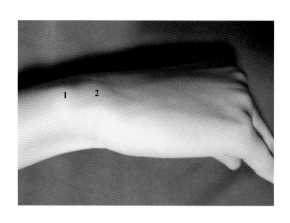

图 5-40 · 三角骨

在腕背面尺侧，于尺骨茎突的远侧可触及三角骨，当腕屈曲则更易摸到。

1. 尺骨茎突
2. 三角骨

4. 掌骨与掌骨间隙·掌骨共有 5 块，由桡侧向尺侧，依次为第 1~5 掌骨。每块掌骨的近侧端为掌骨底，接腕骨；远侧端为掌骨头，接指骨；头和底之间为掌骨体。5 块掌骨在手背位于皮下皆可摸清，指伸肌腱于掌骨的浅面通过。掌骨与掌骨之间为掌骨间隙，共有 4 个，第 1 掌骨与第 2 掌骨之间为第 1 掌骨间隙，余类推（图 5-41）。

当拇指与其他手指并拢时，第 1 掌骨间隙形成的肌性隆起为第 1 骨间背侧肌。合谷穴位于该间隙，第 2 掌骨桡侧缘中点处。

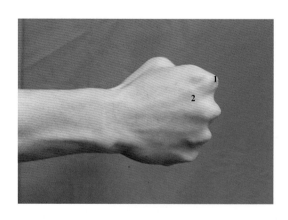

图 5-41 · 掌骨与掌骨间隙

当握掌时，掌骨头明显隆起，清晰可见。掌骨与掌骨之间为掌骨间隙，共有 4 个。

1. 第 2 掌骨头
2. 第 2 掌骨间隙

三、肌性标志

1. 腕掌侧肌腱·握拳屈腕时，在腕前区有 3 条纵行的肌腱隆起，正中是掌长肌腱，桡侧是桡侧腕屈肌腱，尺侧为尺侧腕屈肌腱（图 5-42）。在桡侧腕屈肌腱与掌长肌腱之间可按

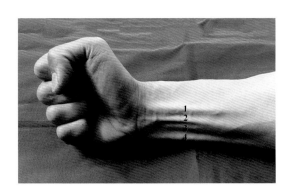

图 5-42 · 腕掌侧肌腱

握拳稍屈腕，在腕前区可观察
到以下肌腱隆起

1. 桡侧腕屈肌腱
2. 掌长肌腱
3. 指浅屈肌腱
4. 尺侧腕屈肌腱

压到正中神经。桡侧腕屈肌腱与掌长肌腱之间，腕横纹上 2 寸为内关穴。

2. 腕背侧肌腱·当腕、指背屈和拇指外展时，由桡侧向尺侧可依次观察和触摸到拇长
展肌腱、拇短伸肌腱、拇长伸肌腱和 4 条指伸肌腱（图 5-43）。指伸肌腱的尺侧缘为阳池，
指伸肌腱的桡侧缘为中泉穴。

3. 拇指肌腱·拇长展肌腱和拇短伸肌腱行经桡骨茎突的表面，外面裹以共同的腱鞘，
构成鼻烟窝外侧界；拇长伸肌腱构成了鼻烟窝的内侧界；窝底为手舟骨和大多角骨（图
5-44）。窝内有桡动脉通过，可触及其搏动，阳溪穴正当鼻烟窝内。

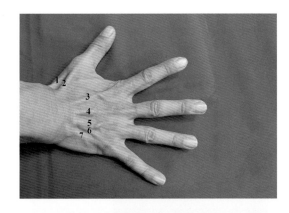

图 5-43 · 腕掌侧肌腱

1. 拇短伸肌腱
2. 拇长伸肌腱
3~6. 指伸肌腱
7. 小伸肌腱

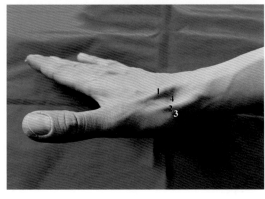

图 5-44 · 拇指肌腱

鼻烟窝（4）的内侧界为拇长伸
肌腱（1），拇指后伸动作时显示
较为明显；外侧界为拇短伸肌腱
（2）和拇长展肌腱（3），两个
肌腱共在一个腱鞘内互相靠近，
不易区分，拇短伸肌腱在拇长
展肌腱的背侧，可反复做拇指
内收、外展动作进行鉴别。

第四节·重要结构及血管、神经的体表投影

1.腋动脉和肱动脉·上肢外展90°，手掌向上，由锁骨中点至肱骨内、外上髁中点稍下方引一直线，为这两条动脉的体表投影。背阔肌或大圆肌下缘以上为腋动脉的体表投影，以下为肱动脉的体表投影（图5-45、图5-46）。在肱二头肌内侧沟可摸到肱动脉的搏动（图5-47）。

2.臂丛·位于锁骨下动脉的上后方，下行至腋动脉处，臂丛的内侧束、外侧束和后束则分别排列于腋动脉的内侧、外侧和后方（图5-45）。

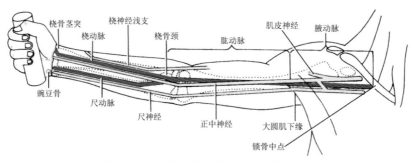

图5-45·上肢前内侧面动脉、神经的体表投影

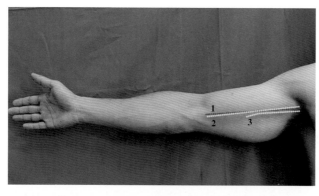

图5-46·臂内侧主要血管神经
的体表投影

1.肱动脉

2.正中神经

3.尺神经

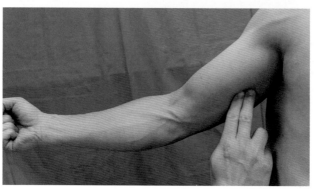

图5-47·肱动脉触诊

在肱二头肌内侧沟可摸到肱动
脉的搏动。

3. 桡动脉·自肱骨内、外上髁中点稍下方至桡骨茎突的连线，即桡动脉的体表投影。在腕上方桡侧腕屈肌腱的桡侧，可摸到该动脉的搏动，中医常在此处切脉，称为"寸口脉"（图 5-45、图 5-48）。

4. 尺动脉·自肱骨内上髁至豌豆骨桡侧缘的连线，该线的下 2/3 段为尺动脉下段的体表投影。自肱骨内、外上髁中点稍下方，向内下方引一条线至上述连线的上、中 1/3 交界处，为尺动脉上段的体表投影（图 5-45、图 5-48）。在腕横纹两端同时向深部压迫，可压住桡、尺动脉，使手部止血。

5. 尺神经·自腋窝顶至尺神经沟，继而沿前臂尺侧达豌豆骨外侧缘的连线为尺神经的体表投影（图 5-45、图 5-46、图 5-48）。

6. 正中神经·在臂部与肱动脉的走行基本一致，在前臂从肱骨内上髁与肱二头肌腱连线中点，向下至腕掌侧横纹中点略偏外的连线为正中神经的体表投影（图 5-45、图 5-48）。

7. 桡神经·自腋后襞下缘外端与臂交点处起，向外斜过肱骨后方，至肱骨外上髁的连线为桡神经本干的体表投影；自肱骨外上髁至桡骨茎突的连线为桡神经浅支的体表投影（图 5-45）；自肱骨外上髁至前臂后面中线的中下 1/3 交界处的连线，为桡神经深支的体表投影。

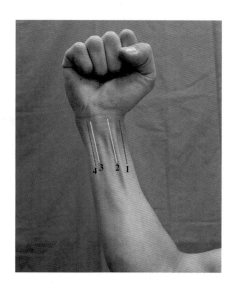

图 5-48·腕掌侧主要血管、神经体表投影

1. 桡动脉
2. 正中神经
3. 尺神经
4. 尺动脉

8. 上肢浅静脉·位于皮下筋膜中，不与动脉伴行，主要有头静脉、贵要静脉和肘正中静脉等。

头静脉·起自于手背静脉网桡侧部（图 5-49），向上绕过前臂桡侧缘至前臂掌侧面，沿途可接受前、后两面的属支。在肘窝处，沿肱桡肌与肱二头肌之间向外上方，经前臂外侧皮神经的表面，沿肱二头肌外侧缘继续上升，至臂的上 1/3 处，进入三角肌与胸大肌之间的沟内，与胸肩峰动脉的三角肌支伴行，然后进入锁骨下窝，穿锁胸筋膜，至锁骨稍下方注入腋静脉或锁骨下静脉（图 5-50、图 5-51）。

贵要静脉·起自于手背静脉网的尺侧部，在前臂后面的尺侧上升，至肘窝以下转向掌侧，在此处接受肘正中静脉，再向上继续沿肱二头肌内侧缘上升，约至臂的中点稍下方，穿深筋膜至臂深部，向上注入肱静脉或腋静脉。前臂内侧皮神经于贵要静脉穿入深筋膜处浅出，并与此静脉伴行（图 5-51）。

肘正中静脉·位于肘窝的皮下，一般为一条，起自头静脉，斜向内上方与贵要静脉相连（图 5-51）。此外，该静脉于肘窝中部接受来自深静脉的交通支，故此静脉虽位于皮下，但较为固定。因此，临床上常在此处进行输血、输液或一般静脉注射。

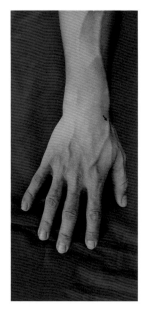 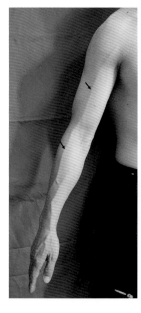 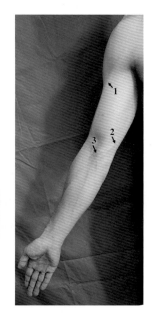

图 5-49·手背静脉网

头静脉起始处（箭头所示）

图 5-50·头静脉

箭头所示为头静脉在前臂和臂部走行。

图 5-51·贵要静脉

1. 头静脉
2. 贵要静脉
3. 肘正中静脉

第六章
下肢表面解剖

　　境界与分区·下肢的上端与躯干直接相连，其前面以腹股沟与腹部分界，外侧和后面以髂嵴与腰、骶部分界，内侧以阴股沟与会阴分界。

　　下肢可分为臀部、股部、膝部、小腿部、踝部和足部。

　　臀部·为髋骨后面近似四边形的区域，其上界为髂嵴，下界为臀股沟，内侧界为骶、尾骨的外侧缘，外侧界为髂前上棘至股骨大转子之间的连线。

　　股部·前上方借腹股沟与腹部分界，后方以臀股沟与臀部分界，内侧与会阴相邻，下界为膝部的上界。以股骨内、外上髁各作一纵行线，将股部分为股前内侧区和股后区。

　　膝部·位于股部与小腿部之间，其上界为经髌骨底上方二横指处的环形线，下界为平胫骨粗隆的环行线。以股骨内、外上髁各作一纵行线，将膝部分为膝前区和膝后区。

　　小腿部·位于膝部与踝部之间，其上界为平胫骨粗隆的环行线，下界为内、外踝基部的环行线。以内、外踝最突出点各作一纵行线，将小腿部分为小腿前外侧区和小腿后区。

　　踝部·位于小腿部与足部之间，可分为踝前区和踝后区。踝前区的上界为内、外踝基部的环行线，下界为内、外踝尖在前面的连线；踝后区的上界为内、外踝尖在后面的连线，下界为足跟的下缘。

　　足部·为踝部以远的部分，可分为足背区、足底区和足趾。足背区的上界即踝前区的下界，两侧界为足内、外侧缘，远侧界为各趾根的连线；足底区的上界即踝后区的下界，两侧界及远侧界与足背区相同。

第一节·臀股部的体表标志

一、皮肤标志

　　臀股沟·又称臀沟，为臀部皮肤与大腿后面皮肤之间的横行浅沟（图 6-1）。在伸髋

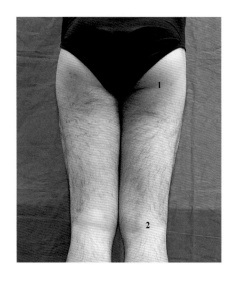

图 6-1 · 臀部后面观

1. 臀股沟
2. 腘窝与腘横纹

姿势下，臀沟加深，非常清晰。当髋微屈时，臀部即变平，臀沟变浅或消失。因髋关节病变时易处于屈曲的姿势，因而早期即有臀部变平与臀沟消失的体征。臀股沟的中点处为承扶穴。

二、骨性标志

1.坐骨结节·位于坐骨体与支相互会合处的后部，骨质粗糙而肥厚，是股二头肌长头、半腱肌、半膜肌的附着点。人体站立时，该结节被臀大肌下缘所覆盖，难以摸清。如果要触诊坐骨结节，则应让患者的髋关节处于屈曲位，此时结节滑出臀大肌下缘方能触及。顺着坐骨结节向下内按压，尚可触及耻骨下支（图 6-2）。

坐骨结节是重要的骨性标志，由髂前上棘至坐骨结节的连线称为髂坐线，又称 Nelaton 线。坐骨结节的下端与股骨小转子在此平面，同时也是股方肌与大收肌坐骨部的分界线。

坐骨结节在人体处于坐位时，为骨盆的最低点，也是负重点，此时人体的重量就落在坐骨结节处，而不是由尾骨负重，因尾椎末端实际上位于坐骨结节平面之上。

在臀大肌与坐骨结节之间有一滑膜囊，称为臀大肌坐骨囊。此囊可因长时间坐于硬面上（如裁缝、马车工人和骑马者）反复受刺激而出现炎症，之后局部肿胀、压痛，在坐骨结节部较深层可摸到边缘较清晰的椭圆形肿物并与坐骨结节部相粘连。

坐骨结节是股后群肌即股二头肌长头、半腱肌、半膜肌的起点，若大腿后侧肌群受到过度牵拉或强烈收缩，可使肌腱附着部发生损伤，导致坐骨结节部疼痛，走路时跛行，运动受限。此时，可进行腘绳肌收缩抗阻触摸试验，即患者取俯卧位，两下肢伸直，医者一手握住患侧距小腿关节上部，令患者用力在对抗阻力下屈曲膝关节；另一手触摸压痛点，坐骨结节部有压痛者，提示坐骨结节损伤。

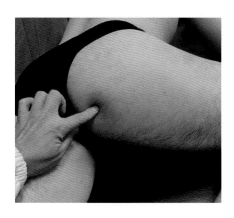

图 6-2 · 坐骨结节

站立时，该结节被臀大肌下缘所覆盖，难以摸清。屈髋时，在臀大肌下缘可摸到，是坐骨的最低点，此处多有皮肤磨损的痕迹。或取坐位时，与凳子相接触的皮下可摸到。

2. 大转子 · 股骨颈与体交界处有两个隆起，上外侧的方形隆起为大转子，下内侧的为小转子，都有肌腱附着。大转子的尖端位于髂前上棘和坐骨结节连线的中点处，距髂结节处下约一掌宽。皮下脂肪不多者，因大转子上方有臀中肌，局部可出现一凹陷，在下肢内收时又可突出（图 6-3）。

大转子的上缘因阔筋膜紧附于髂嵴与大转子间，故不易摸出，只有当大腿外展时，因阔筋膜松弛，大转子上缘才比较容易摸到。一般用手指按在大转子上并旋转下肢，可感到其活动。

正常情况下，股骨大转子尖端恰好位于髂坐线，若大转子尖向此线上方或下方移位时均为异常现象，多见于髋关节脱位、股骨颈骨折及髋内翻等。

大转子尖端约位于耻骨联合的上缘，亦相当于髋关节中心平面。左、右大转子尖和耻骨联合上缘三点呈一线，此连线又称 Hiene 线。

长期卧床且消瘦的患者，因大转子特别明显隆起，覆盖其表面的皮肤长时间受压后容易形成压疮。

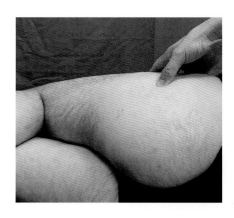

图 6-3 · 大转子触诊

为髋部最外侧的隆起点。直立时，在股外侧，于髂结节下方约 10 cm 处。侧卧时，髋关节外侧隆起的最高点即大转子。

三、肌性标志

髋肌主要起自骨盆的内面或外面，跨过髋关节，止于股骨，能运动髋关节。按其所在部位和作用，分为前、后两群。前群有髂腰肌和阔筋膜张肌，后群又称臀肌，包括臀大肌、臀中肌、臀小肌和梨状肌等。股前群肌位于大腿前面，包括缝匠肌和股四头肌。股内侧群肌是位于大腿内侧的 5 块肌肉，其主要作用为内收髋关节。在浅层，自外侧向内侧依次为耻骨肌、长收肌和股薄肌；中层有位于长收肌深面的短收肌；深层有大收肌。股后群肌位于大腿后面，有股二头肌、半腱肌和半膜肌，均起自坐骨结节，跨越髋、膝两个关节，常被称为"腘绳肌"。

1. 臀大肌·位于臀部浅层，大而肥厚，起于髂骨外面和骶、尾骨的后面，肌束斜向下外，大部分止于髂胫束的深面，小部分止于股骨的臀肌粗隆，覆盖臀中肌的下半部分及其他小肌，形成臀部圆隆的外形（图 6-4）。

神经支配：臀大肌受臀下神经（L_5~S_2）支配。

作用：使髋关节后伸和旋外。下肢固定时，能伸直躯干，防止躯干前倾，是维持人体直立的重要肌肉。

2. 臀中肌·起于髂骨翼外侧、臀下线或臀后线之间，止于股骨大转子。髂嵴前部和股骨大转子上缘之间为臀中肌（图 6-4）。

神经支配：臀中肌受臀上神经支配。

作用：使髋关节外展，前部肌束能使髋关节旋内，后部肌束则使髋关节旋外。

3. 梨状肌·为呈三角形的小肌，位于臀大肌的深面，起于骶骨两侧部的盆面，骶前孔外侧部分，经坐骨大孔出小骨盆，止于大转子尖端。一般不易触及，通过表面划线可确定其上、下缘。从尾骨尖、髂后上棘连线的中点处划一线到大转子尖端，此线即代表梨状肌下缘的投影线；而从髂后上棘直接划一线至大转子尖端为梨状肌上缘的投影线。

神经支配：梨状肌受骶丛分支支配。

作用：外旋、外展髋关节。

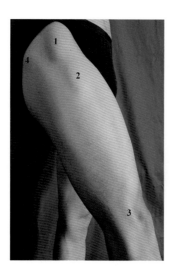

图 6-4·髋部侧面观

当髋关节稍前屈、保持外展位时，可观察到臀中肌和阔筋膜张肌的收缩，髂前上棘和大转子连线之前为阔筋膜张肌，连线之后为臀中肌。

1. 臀中肌
2. 阔筋膜张肌
3. 髂胫束
4. 臀大肌

4. **梨状肌下孔** · 为梨状肌下缘的空隙，出入此孔的结构由外侧向内侧依次有坐骨神经、股后皮神经、臀下神经、臀下动静脉、阴部内动静脉和阴部神经，上述结构均集中在梨状肌下缘体表投影的内侧半。

正常情况下，坐骨神经由梨状肌的下缘穿出，垂直向下，其行程不受肌肉的阻挡，当下肢做任何方向的运动时，神经均不受到压迫和异常的刺激。但如腓总神经高位分支，由梨状肌肌束间穿出，或整条坐骨神经都由梨状肌肌束中穿出。当大腿急剧旋外或过度内收、旋内时，梨状肌纤维强力收缩或被牵拉受伤，导致梨状肌充血、水肿、痉挛、变硬、肌束间隙缩小，压迫并刺激从肌束间穿出的坐骨神经或腓总神经引起臀腿痛，发生梨状肌综合征。此时在臀区梨状肌表面投影部位可触及肿胀、变硬，呈条束状隆起的梨状肌，可进行梨状肌紧张试验。即让患者仰卧，患肢伸直，当患肢髋关节主动内收、旋内时，出现沿坐骨神经放射痛，然后该肢体又迅速主动旋外、外展，疼痛则随之缓解，为阳性。

5. **阔筋膜张肌** · 位于大腿的前外侧。起自髂前上棘，肌腹被阔筋膜（大腿深筋膜）包裹，向下移行为髂胫束，止于胫骨外侧髁（图6-4）。

神经支配：阔筋膜张肌受臀上神经（$S_1 \sim L_1$）支配。

作用：紧张大腿阔筋膜、屈髋关节。

6. **髂胫束** · 大腿阔筋膜在股外侧份的纵行纤维显著增厚呈带状形成髂胫束，上端起于大转子平面，通过臀大肌、臀中肌和阔筋膜张肌浅面的筋膜与髂嵴相连；下端附着于胫骨外侧髁（图6-4、图6-5）。髂胫束并与股外侧肌间隔相连续，止于股骨粗线。此束的前部纤维为阔筋膜张肌的腱膜，后部纤维为臀大肌的肌腱延续部分。所以，髂胫束实际上为阔筋膜张肌与臀大肌的结合腱。

髂胫束可作为修补体壁薄弱或缺损处的材料，如疝修补或硬脑膜修补等。

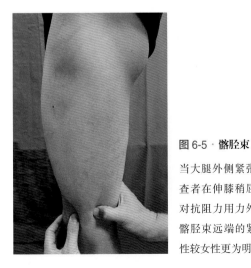

图 6-5 · **髂胫束**

当大腿外侧紧张时，或者被检查者在伸膝稍屈髋状态下，并对抗阻力用力外展，可观察到髂胫束远端的紧张。此腱在男性较女性更为明显。

7.髂腰肌·由腰大肌和髂肌组成。腰大肌起自腰椎体侧面和横突，髂肌呈扇形起自髂窝，两肌向下互相融合，经腹股沟韧带深面和髋关节的前内侧，止于股骨小转子（图6-6）。

神经支配：髂腰肌受腰丛神经（S_1~L_1）支配。

作用：髋关节前屈和旋外，下肢固定时可使躯干和骨盆前倾。

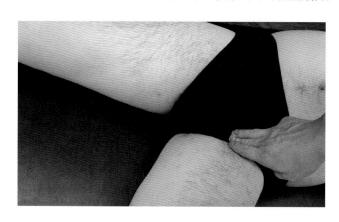

图6-6·髂腰肌触诊

被检查者屈髋屈膝、下肢外展。在靠近髂前上棘，缝匠肌起始处的内侧，可向深处按压，触及髂腰肌。其内侧为耻骨肌，与髂腰肌共同构成股三角的底。

8.缝匠肌·为身体最长之肌，呈扁带状。位于股部前面和内侧皮下，起于髂前上棘，肌纤维自外上方斜向内下方，绕过收肌结节的后方，其肌腱越过股薄肌及半腱肌的浅面，止于胫骨粗隆和胫骨前缘上端的内侧（图6-7）。

缝匠肌为股部重要的肌性标志，其上端内侧缘作为股三角的外界，下部作为收肌管的顶盖，在其外缘的斜线上可寻找股前部各皮神经的穿出点。

在缝匠肌起始处的外侧及髂前上棘的远侧在体表可观察到呈三角形的凹陷，该凹陷的外侧界是阔筋膜张肌，凹陷处相当于股直肌的近端（图6-13）。

神经支配：缝匠肌受股神经（L_2~L_4）支配。

作用：屈髋关节、膝关节，使已屈的膝关节旋内。

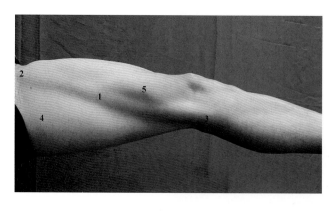

图6-7·大腿内侧面观

当伸膝，下肢上抬，稍旋外时，在大腿内侧可观察到缝匠肌。

1. 缝匠肌
2. 缝匠肌起点
3. 缝匠肌腱
4. 长收肌
5. 股内侧肌

9.股四头肌·形成大腿前面的肌性隆起，起始端有4个头，即股直肌、股内侧肌、股外侧肌和股中间肌。股四头肌腱经膝关节前面包绕髌骨的前面和两侧缘，向下延伸为髌韧带，止于胫骨粗隆（图6-8）。

股直肌在髌骨直上方，为大腿前面正中观察到的呈纺锤形隆起，起自于髂前下棘，下端直接延续为股四头肌腱，可摸其扁腱附着于髌骨底（图6-8、图6-13）。

股内侧肌为在膝关节内上方的隆起，位于股直肌与缝匠肌的下段之间，起自于股骨粗线内侧唇，止点比股外侧肌稍延伸向远侧（图6-7、图6-8）。股四头肌中以股内侧肌最为重要，它的收缩力量最强，是完成伸膝动作的最后10°~15°的主要肌肉。因此，若股内侧肌无力，膝关节就不能完全主动伸直。反之，任何膝关节疾患，只要引起膝关节运动障碍，股四头肌内侧头很快发生废用性萎缩，此时膝关节内上方的肌性隆起消失变平坦。所以，此肌萎缩与否是判断膝关节有无病变的重要依据。

股外侧肌呈梭状的隆起位于阔筋膜张肌和髂胫束的内侧，起自于股骨粗线内侧唇，止点包绕髌骨的外侧。由髌骨外缘向上直至股骨干中部有一浅沟，可作为股直肌与股外侧肌的分界线（图6-8）。

股中间肌位于股直肌深面，其内侧为股内侧肌，外侧为股外侧肌，在体表难以触摸。股中间肌起自转子间线以下至股骨下四分之一以上的股骨前面，肌束向下借股四头肌腱止于髌骨上缘。此肌下部深面的少许肌束，分别止于髌上缘和膝关节囊的上部和两侧，称其为膝关节肌，可向上牵引膝关节囊。

神经支配：股四头肌受股神经（L_2~L_4）支配。

作用：屈髋关节、伸膝关节。

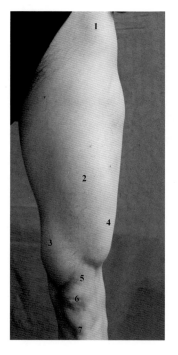

图6-8 · 大腿前面观

股直肌、股内侧肌、股外侧肌三块肌肉明显隆起，显而易见。其中，股内侧肌止点比股外侧肌止点明显较低。

1. 阔筋膜张肌
2. 股直肌
3. 股内侧肌
4. 股外侧肌
5. 股四头肌肌腱
6. 髌骨
7. 髌韧带

10. 大腿内侧群肌·包括耻骨肌、长收肌、股薄肌、短收肌、大收肌 5 块肌。

耻骨肌起自于耻骨支上方，止于股骨耻骨肌线（图 6-9）。

长收肌起自于耻骨嵴下方的耻骨体，止于股骨粗线的中 1/3（图 6-9、图 6-10）。

股薄肌起自于耻骨体和耻骨下支，止于股骨内侧面上部（图 6-9、图 6-12）。

短收肌起自于耻骨体和耻骨下支，止于耻骨肌线和股骨粗线的近端（图 6-9、图 6-11）。

大收肌起自于耻骨下支、坐骨支和坐骨结节，止于臀肌粗隆、股骨粗线、内侧髁上线和股骨收肌结节（图 6-9、图 6-11）。

神经支配：大腿内侧群肌受股神经、闭孔神经（L_2~L_4）支配。

作用：内收、外旋髋关节。

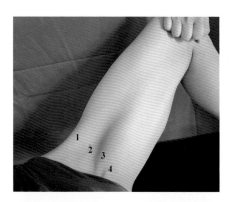

图 6-9 · 大腿内侧面观

被检查者屈髋、屈膝，检查者轻轻施压对抗髋内收，在大腿近侧端出现一个三角形凹陷，耻骨肌即在三角形的底上，三角形的内侧边为长收肌。

1. 缝匠肌

2. 耻骨肌

3. 长收肌

4. 股薄肌起点

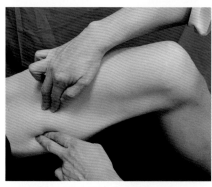

图 6-10 · 长收肌触诊

当屈膝、屈髋，并髋关节外展、对抗内收时，可在大腿内侧观察到长收肌收缩。图中两手之间为长收肌。

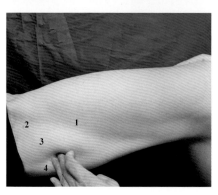

图 6-11 · 短收肌、大收肌触诊

外展髋关节，在长收肌和股薄肌之间的深层，向外上方可以触摸到短收肌；向内下方可触摸到大收肌。

1. 缝匠肌

2. 耻骨肌

3. 长收肌

4. 股薄肌起点

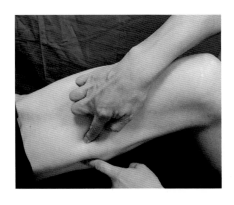

图 6-12 · 股薄肌触诊

在长收肌的内侧，以宽而扁薄
的肌腱起于耻骨弓，可用两指
对捏触及。

11. 收肌管 · 由股三角尖向下至股骨内上髁之间，表面呈现一浅沟，当大腿屈曲并外展时，此沟显得更加明显（图 6-13）。该沟相当于股内侧肌与大收肌的分界线，缝匠肌亦沿此沟下行。沟的深部为收肌管，又称股腘管或缝匠肌下管，管的上口通向股三角，下口为收肌腱裂孔，通向腘窝。收肌管内有股动、静脉及隐神经通行。神经在前，动脉居中，静脉在后。因收肌管上连股三角，下通腘窝，故股三角和腘窝的炎症或脓肿可通过此管互相蔓延。

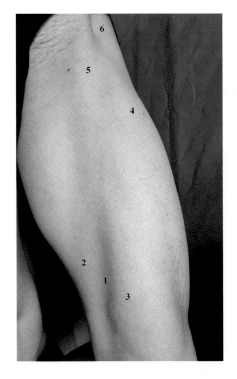

图 6-13 · 收肌管

髋关节稍前屈并外展，股内侧
肌与大收肌之间显示为一浅沟，
即为收肌管；同时，缝匠肌起
点外侧显示为一个三角形凹陷，
凹陷处为股直肌起点，凹陷的
外侧为阔筋膜张肌。
1. 收肌管
2. 大收肌
3. 股内侧肌
4. 股直肌
5. 缝匠肌
6. 阔筋膜张肌

12. 股三角 · 在大腿上 1/3 的前面，腹股沟韧带、缝匠肌的内侧缘和长收肌的内侧缘之间为一个三角形凹陷。当屈髋、屈膝并外展时，上述三条界线均可观察到或用手可触及（图6-9）。三角的尖向下，通向收肌管，为收肌管上口，此处相当于股骨小转子处。股三角长

10~15 cm，表面覆以皮肤、浅筋膜和深筋膜。在股三角的浅筋膜内含有腹股沟浅淋巴结、大隐静脉及其属支等；深筋膜即阔筋膜，在卵圆窝处有大隐静脉穿过。

在股三角内，腹股沟韧带中点下方可摸到股动脉的明显搏动。以此为标志，在股动脉搏动的外侧为股神经，在股动脉的内侧为股静脉，再内侧为股管（内含腹股沟深淋巴结和脂肪组织）（图 6-49）。根据以上解剖关系，临床上可进行股动脉压迫止血、插管造影、股静脉穿刺和股神经阻滞麻醉等。

13. 大腿后群肌·包括股二头肌、半腱肌、半膜肌 3 块肌。

股二头肌位于股后部的外侧，有长、短两个头，长头起自坐骨结节，短头起自股骨粗线，两头会合后，以长腱止于腓骨头（图 6-14、图 6-15）。

半腱肌位于股后部的内侧，起自坐骨结节，肌腱细长，几乎占肌的一半，止于胫骨上端的内侧（图 6-14、图 6-16、图 6-32）。半腱肌亦是一块适合作为转移肌瓣或肌皮瓣的良好

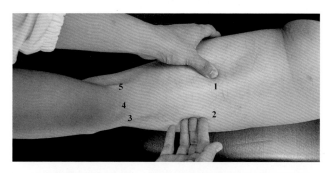

图 6-14·股二头肌

1. 股二头肌长头
2. 股二头肌短头
3. 股二头肌腱
4. 腘窝
5. 半腱肌腱

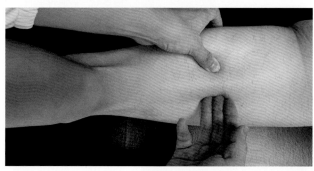

图 6-15·股二头肌长头触诊

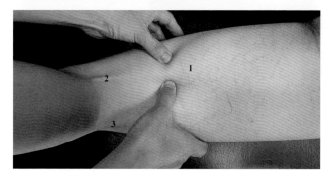

图 6-16·半腱肌触诊

被检查者俯卧位，对抗阻力屈膝，可见膝关节后内侧凸显与体表的半腱肌腱。图中两拇指之间为半腱肌肌腹。

1. 半腱肌肌腹
2. 半腱肌腱
3. 股二头肌腱

供肌，临床上常用来覆盖修补坐骨部褥疮或外伤缺损。

半膜肌在半腱肌的深面，起自于坐骨结节，上部是扁薄的腱膜，几乎占肌的一半，肌的下端以腱止于胫骨内侧髁的后面（图 6-16、图 6-32）。

神经支配：大腿后群肌受坐骨神经（$L_4 \sim S_2$）支配。

作用：大腿后群 3 块肌可以屈膝关节、伸髋关节。屈膝时股二头肌可以使小腿旋外，而半腱肌和半膜肌使小腿旋内。

第二节 · 膝及小腿的体表标志

一、皮肤标志

1. 腘窝和腘横纹 · 腘窝为膝关节后面的菱形窝。伸膝时，腘窝界线不明显；屈膝时，腘窝的界线清楚，尤其是上内、外侧界特别明显。组成腘窝上内侧界的是半膜肌、半腱肌及其肌腱，上外侧界是股二头肌及其肌腱，下内侧界是腓肠肌的内侧头，下外侧界是腓肠肌的外侧头和不恒定的跖肌，窝顶是腘筋膜，窝底为股骨腘面、膝关节囊后面和腘肌等（图 6-17）。腘窝的内容由浅入深有胫神经、腘静脉、腘动脉，在窝的上外缘有腓总神经，窝内还含有脂肪组织和淋巴结等（图 6-51）。

腘筋膜坚韧而紧张，腘窝如发生脓肿，会导致腔隙内压力增高而压迫神经，疼痛明显。此外，脓肿不易向浅层穿破，故脓液可沿血管神经鞘向小腿或股后部蔓延。

腘横纹为膝关节后面横行的皮肤皱纹。腘横纹中点处为委中穴，外侧端为委阳穴，内

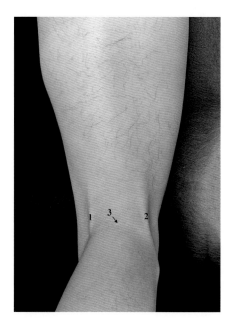

图 6-17 · 腘窝

1. 半腱肌腱
2. 股二头肌腱
3. 腘横纹

侧端为阴谷穴。

二、骨性标志

膝关节由股骨内、外侧髁和胫骨内、外侧髁以及髌骨共同构成，是人体最大最复杂的关节。在体表可见髌骨，胫骨粗隆，胫骨内、外侧髁，腓骨头等骨性标志（图 6-18~图 6-20）。

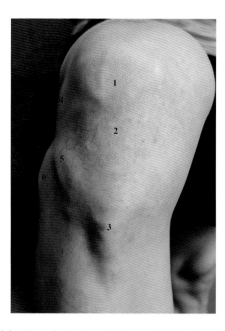

图 6-18 · 膝关节前面观

1. 髌骨
2. 髌韧带
3. 胫骨粗隆
4. 股骨外上髁
5. 胫骨外侧髁
6. 腓骨头

1.股骨内、外侧髁·为股骨远侧端向两侧的膨大形成，外侧髁较宽大，内侧髁较突出。两髁几乎全部位于皮下，在膝关节的内上方和外上方均易触及，外侧髁较内侧髁尤为显著（图 6-18）。两髁下面和后面与胫骨上端相关节，前面的光滑关节面与髌骨相接触，称为髌面。在膝关节屈曲时能摸到股骨髁接触髌骨的关节面，该面的外侧缘在皮下有一隆起的骨嵴，能阻挡髌骨向外滑动。

在内侧髁的内侧面及外侧髁的外侧面均有一粗糙的凸隆，分别为股骨内、外上髁（图 6-19、图 6-20），为两髁侧面最突出部分。内上髁较大，为膝关节胫侧副韧带附着部，在股骨内上髁的顶部有一个三角形的小结节，为收肌结节（图 6-21），为大收肌腱的附着处。

2.髌骨·是人体内最大的籽骨，位于膝关节前方皮下，被包绕于股四头肌腱当中，前面粗糙，后面为光滑的关节面。髌骨表面界线极为明显，可摸清其上方的髌骨底，下方的髌骨尖。当股四头肌松弛时，髌骨可向上、下及左、右做适当的活动；当股四头肌收缩时，髌骨可随之向上、下移动，且较固定。其下方为髌韧带，两侧分别为髌内、外侧韧带（图 6-22~图 6-24）。

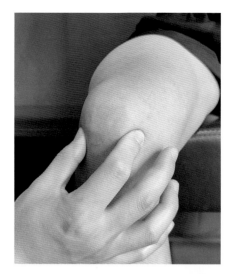

图 6-19 · 股骨内、外侧髁关节面触诊

被检查者屈膝 90°，检查者将拇指、示指放在髌韧带两侧的股胫关节间隙上，向后上方滑动即可触摸到股骨内、外侧髁关节面；向下滑动即可触及胫骨平台。

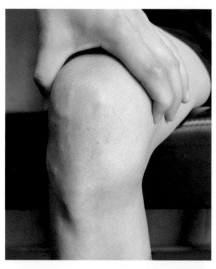

图 6-20 · 股骨内、外上髁

股骨内、外侧髁侧面最突出部分别为股骨内、外上髁。

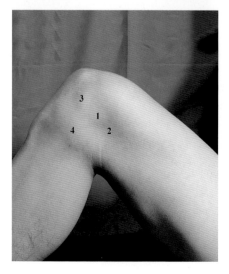

图 6-21 · 收肌结节

收肌结节相当于股骨下端骺线的平面，用指尖沿股部的内侧缘向下，首先摸到的骨性隆起即是收肌结节。

1. 收肌结节

2. 大收肌肌腱

3. 股骨内上髁

4. 胫骨内侧髁

　　股骨髌上窝位于股骨下端前面的股骨髁上方，呈三角形凹陷，伸膝时居髌骨上方；屈膝时，在髌底后方可触及（图6-23）。此处亦为鹤顶穴所在。

　　由于髌骨的位置浅表，可因外力的直接打击而发生粉碎性骨折；也可由于间接暴力而引起横行骨折。骨折后，局部压痛，刮髌试验（即以拇指甲背面，在髌骨表面从上向下划过，可触及微小的骨折间隙）阳性，有时可扪到骨折横行凹陷。

　　若怀疑关节腔内积液，可让患者伸膝，肌肉放松，检查者以手指按压髌骨，一压一放，反复数次，如感到髌骨有叩击股骨髌面的撞击感，或髌骨有明显的浮动感，压之下沉，放之浮起，均为浮髌试验阳性，说明关节腔内有积液。

　　3.胫骨粗隆·位于胫骨上端与体相接处的前方，为一个呈三角形的粗糙的骨性隆起，是髌韧带的抵止点。在膝关节的前下方可清楚地见到，顺着髌韧带向下很容易触及（图6-25）。

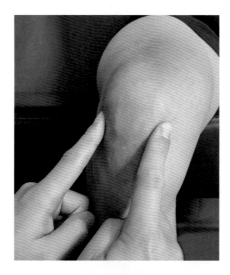

图 6-22 · 髌骨

髌骨表面界线极为明显，当股四头肌松弛时，髌骨可向上、下及左、右做适当的活动。

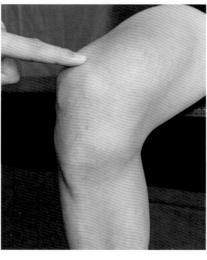

图 6-23 · 股骨髌上窝

屈膝关节时，可在髌底后方触及。

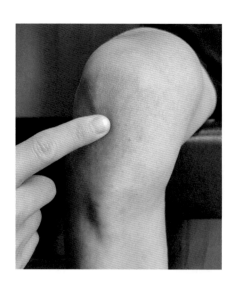

图 6-24 · 髌骨尖

　　胫骨粗隆的骨骺一般为胫骨上端骨骺的舌状延长部分，但有时也可自成一单独的骨化中心，至 20 岁时完全融合，故胫骨粗隆的骨骺为髌韧带抵止部的弱点，可因股四头肌腱牵拉造成急性撕脱或慢性软骨炎。

　　胫骨粗隆的变异较多，有的呈方叶状，有的可在相当于粗隆处的骨干部分，形成一深的切迹（在 X 线检查前、后位上表现为骨质缺损）。这些现象应在诊断胫骨粗隆骨折或缺血性坏死时加以鉴别。

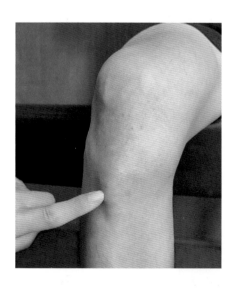

图 6-25 · 胫骨粗隆

为髌韧带下端止点处的骨性隆起，在皮下可触及。

　　4.胫骨内、外侧髁 · 为胫骨上端内、外两侧的膨大处，位于膝关节内、外侧的下方，并分别与股骨内、外侧髁相对。内侧髁较大，外侧髁较突出，均易在皮下触及（图 6-26、图 6-27）。在外侧髁的表面可触及一个明显的结节，为髂胫束的主要附着处。胫骨内侧髁下方为阴陵泉穴。

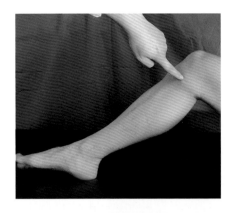

图 6-26 · **胫骨内侧髁**

为胫骨上端内侧的膨大，在皮下
易于观察。

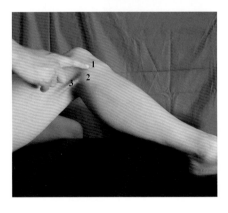

图 6-27 · **胫骨外侧髁**

1. 胫骨外侧髁
2. 腓骨头
3. 股二头肌腱

  胫骨内、外侧髁由于骨松质多而骨密质少，因此为膝关节内骨折的易发部位。如两侧
所受压力相等，则两髁可能同时骨折，也可受压力较大的一侧发生骨折。如发生外侧髁骨
折，有时可合并腓骨颈骨折。

  5. 胫骨前、后缘和内侧面 · 胫骨粗隆向下延续为胫骨前缘，是一条较锐的骨嵴，全长
均可触及。胫骨内侧面在胫骨前缘的内侧，位于皮下，易触及。胫骨后缘为胫骨内侧面的后
缘，皮下可触及（图 6-28）。外膝眼下 3 寸，胫骨前缘外一横指处为足三里穴。内踝上 3 寸，
胫骨后缘为三阴交穴。

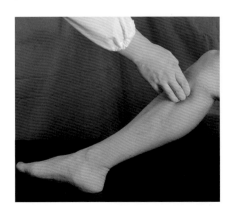

图 6-28 · **胫骨后缘**

小腿屈曲，充分松弛小腿后面肌
肉，触摸胫骨内侧缘近端。

胫骨的中、下 1/3 交界处，是三棱形和四方形骨干的移行部，比较细弱，为骨折的好发部位。此外，胫骨干并非完全垂直，上部略弯向内方，下部则弯向外方，因此在整复骨折时，应依据胫骨粗隆和前缘这些骨性标志，借此保持胫骨的生理性弧度。

胫骨内侧面浅层的皮肤活动性小，血供较差，皮下缺少软组织，该处皮肤损伤后，愈合较慢且易形成溃疡。

6. 腓骨头 · 为腓骨上端的锥形膨大，又称腓骨小头。体表位于胫骨外侧髁后外稍下方，与胫骨粗隆在同一平面上。当膝关节屈曲时，可在膝关节的外侧下方看见腓骨头形成的隆起。腓骨头的顶部呈结节状称腓骨头尖，有股二头肌腱及腓侧副韧带附着，腓骨头及股二头肌腱均易触及（图 6-29）。腓骨头前下方为阳陵泉穴。

腓总神经由腓骨头后面及腓骨颈外侧绕过（图 6-52）。腓总神经在此位置表浅，紧贴骨面，可因腓骨颈骨折、腓骨头撕脱、膝腓侧副韧带撕裂以及石膏绷带固定过紧等原因而造成损伤。在小腿上石膏绷带时，为防止绷带过紧，压迫腓总神经，一般应在腓骨头、颈处加上衬垫。

腓骨头在正常情况下由肌腱、韧带所固定，但在韧带、肌腱损伤时，易在胫骨周围向前、后移动，形成上胫腓关节紊乱症。

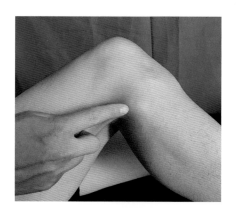

图 6-29 · 腓骨头外侧面观

在小腿上方外侧，平胫骨粗隆水平可摸到腓骨头，其下方为腓骨颈，腓总神经由后向前紧贴腓骨颈外侧进入小腿。

三、肌性标志

1. 髌韧带 · 位于膝关节前部，为股四头肌腱的延续部分，上方起于髌骨尖，向下止于胫骨粗隆，长约 8 cm。髌韧带肥厚而坚韧，全长均可摸到，是全身最强大的韧带之一（图 6-30）。髌韧带两侧有自股内侧肌和股外侧肌延续而来的髌内、外侧支持带，以加强关节囊，并防止髌骨向侧方滑脱。髌韧带的浅层及深面皆有滑膜囊，分别称髌下皮下囊及深囊。髌韧带的中部相当于膝关节平面，其外侧凹陷处为犊鼻（外膝眼）穴，内侧凹陷处为内膝眼穴。

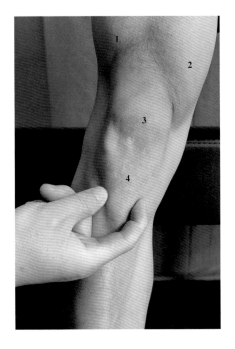

图 6-30 · 髌韧带

无论屈膝、伸膝状态，皆可在胫骨粗隆与髌骨之间，触摸到坚韧的髌韧带。

1. 股外侧肌
2. 股内侧肌
3. 髌骨
4. 髌韧带

2. 胫侧副韧带·位于膝关节的内侧，又称内侧副韧带。上方起自股骨内上髁（收肌结节处），向下止于胫骨内侧髁的内侧面。由于它宽而扁，与周围组织结构连接紧密，如其前部纤维与髌内侧支持带愈合，后部则与关节囊及内侧半月板愈合。所以，胫侧副韧带一般不易触及。

3. 腓侧副韧带·位于膝关节的外侧，又称外侧副韧带，在股二头肌腱前方摸到一条索样结构即是。该韧带上方起自股骨外上髁，向下止于腓骨头，不与关节囊和半月板相连。当屈膝及小腿旋外时，腓侧副韧带松弛，容易摸到（图 6-31）。

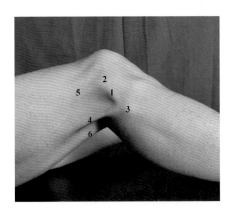

图 6-31 · 膝关节外侧面观

1. 腓侧副韧带
2. 股骨外上髁
3. 腓骨头
4. 股二头肌腱
5. 髂胫束
6. 半腱肌腱

4. 半腱肌腱、半膜肌腱·在膝关节内侧即腘窝内上界可摸清上述两个肌腱，其中半腱肌腱较窄细，位置表浅且靠外，止于胫骨上端的内侧面；半膜肌肌腱粗而圆钝，位于半腱肌肌腱深层，止于胫骨内侧髁后面。屈膝时，更易触摸（图 6-32）。

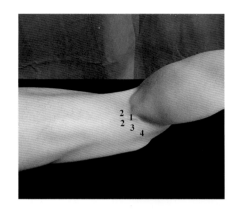

图 6-32 · 膝关节后内侧面

被检查者俯卧位，屈膝对抗旋内阻力，可见半腱肌腱（1）位于半膜肌（2）浅面，半腱肌腱和股薄肌腱（3）之间的深面为半膜肌，股薄肌腱的内侧为缝匠肌腱（4）。

在膝关节内侧，缝匠肌、股薄肌和半腱肌的肌腱末端形成腱膜，并在胫骨上端内侧互相重叠形成鹅足，其中缝匠肌腱在表层，股薄肌和半腱肌的肌腱在深层。鹅足深层有一滑膜囊，称为鹅足囊。

5. 股二头肌腱及髂胫束 · 当膝关节屈曲时，在膝关节侧外方，即腘窝的外上界，可以触摸到股二头肌腱直至腓骨头，其前方可触及髂胫束行至胫骨外侧髁（图 6-31、图 6-33）。

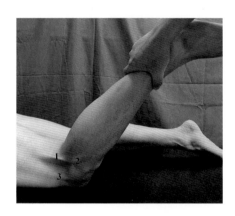

图 6-33 · 膝关节后外侧面

被检查者俯卧位，屈膝旋外对抗阻力，可见股二头肌肌腱和髂胫束。

1. 股二头肌腱

2. 腓骨头

3. 髂胫束

6. 小腿三头肌 · 为小腿后面一强大的屈肌，其浅表的两个头称腓肠肌，分别起自股骨内、外上髁的后面，构成腘窝的下内、下外侧界，内、外侧头的肌束会合，形成小腿后面的肌性隆起，约在小腿中部移行为腱性结构；位置较深的一个头是比目鱼肌，起自腓骨后面的上部和胫骨的比目鱼肌线，肌束向下移行为肌腱，与腓肠肌的腱合成粗大的跟腱止于跟骨（图 6-34）。

神经支配：小腿三头肌受胫神经（L_4~S_3）支配。

作用：屈踝关节和屈膝关节。在站立时，能固定踝关节和膝关节，以防止身体向前倾斜。腓肠肌在行走、跑、跳中提供推动力，比目鱼肌富含慢性、抗疲劳的红肌纤维，主要与站立时小腿与足之间的稳定有关。

7. 跖肌 · 该肌类似上肢的掌长肌，肌腹很小，肌腱细长，在腓肠肌外侧头和比目鱼肌之间，起自股骨外上髁及膝关节囊，向下与跟腱一起，止于跟骨结节。

神经支配与作用同腓肠肌（图 6-34）。此肌在人类属退化的肌肉，缺如约 10%。

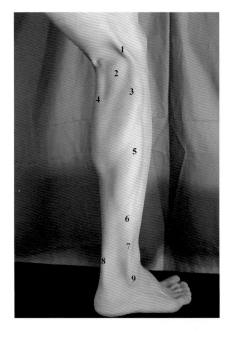

图 6-34 · 小腿后外侧面观

1. 股二头肌腱
2. 跖肌
3. 腓肠肌外侧头
4. 腓肠肌内侧头
5. 比目鱼肌
6. 腓骨短肌
7. 腓骨长肌
8. 跟腱
9. 外踝

8. 腓骨长肌、腓骨短肌 · 均位于腓骨的外侧面，腓骨长肌起点较高，掩盖腓骨短肌上段。腓骨长肌起于腓骨头、腓骨外侧面上 2/3 和小腿深筋膜，肌腱经外踝后方斜向前内，越过足底，止于内侧楔骨和第 1 跖骨底。腓骨短肌位于腓骨长肌的深面，起自腓骨外侧面，肌腱经外踝后方，止于第 5 跖骨粗隆（图 6-34、图 6-35）。

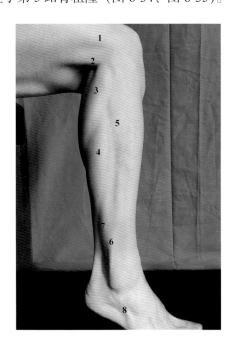

图 6-35 · 小腿外侧面观

1. 髂胫束
2. 股二头肌腱
3. 腓肠肌外侧头
4. 比目鱼肌
5. 腓骨长肌
6. 腓骨长肌腱
7. 腓骨短肌
8. 腓骨短肌腱

神经支配：腓骨长肌和腓骨短肌受腓浅神经（L_4~S_2）支配。

作用：使足外翻和跖屈。此外，腓骨长肌腱和胫骨前肌腱共同形成"腱环"，对维持足横弓和调节足内翻、外翻有重要作用。

9.胫骨前肌腱、踇长伸肌腱和趾长伸肌腱 · 位于踝关节前面，当伸踝、伸趾时，可见到3条肌腱，位于中间者为踇长伸肌腱，位于内侧者为胫骨前肌腱，位于外侧者为趾长伸肌腱（图6-36）。

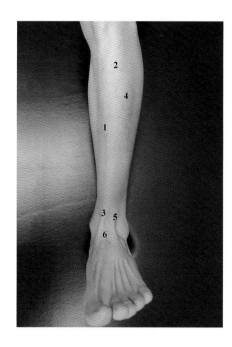

图 6-36 · 小腿前面观

1. 胫骨前缘

2. 胫骨前肌

3. 胫骨前肌腱

4. 趾长伸肌

5. 趾长伸肌腱

6. 踇长伸肌腱

第三节 · 踝及足的体表标志

一、骨性标志

1.胫骨下端与内踝 · 顺着胫骨的前缘和内侧面向下触摸直至踝部，可摸到胫骨的下端和内踝。由于胫骨的下端近似四方形，故其前缘不如上部的胫骨前嵴明显，但胫骨的后缘却比上部容易摸到。内踝位于距小腿关节的内侧，是胫骨下端内侧骨质形成的一个粗大的隆起，容易观察和触及，是重要的骨性标志（图6-37）。

2.腓骨下端与外踝 · 腓骨干上3/4部被肌肉包绕，故较难触及，而腓骨干的下1/4直至外踝位置表浅，容易摸到。外踝呈锥形，窄而长，比内踝小，外踝尖比内踝尖低约1 cm，且偏后约1 cm（图6-37）。

植骨术常由腓骨下部取材，但需在外踝上方5 cm处切取腓骨，以免切取过低而影响距小腿关节的功能。

距小腿关节平面，可在外踝尖上方 2.5 cm、内踝尖上方 1 cm 划一横线来确定。内踝与胫骨前肌之间有一凹陷，外踝与第 3 腓骨肌腱之间亦有一凹陷。距小腿关节腔在这两个凹陷处距体表很近，当关节腔有积液时，可经此两处穿刺引流积液或注射药物。

在踝关节前面，小腿与足背交界处为踝横纹。踝横纹中点处为解溪穴，内踝后方与跟腱之间为太溪穴，外踝后方与跟腱之间为昆仑穴。

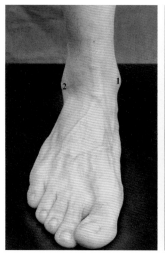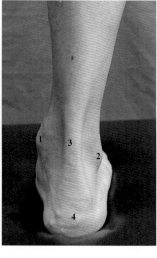

图 6-37 · 踝关节前面观与后面观

1. 内踝

2. 外踝

3. 跟腱

4. 跟骨结节

3. 跟骨 · 为跗骨中最大者，位于距骨的下方，呈不规则长方形，前方窄小，后部宽大，形成足跟部的隆起。跟骨的最后端膨大，称为跟骨结节，顺着跟腱向下可清楚地触及（图 6-37、图 6-38）。此外，在内踝下方一横指处（约 2.5 cm），如稍加用力按压，可触及跟骨的载距突，其上面承托距骨颈，下面有踇长屈肌腱通过，载距突与外踝在同一平面上；在外踝下 2.5 cm 并稍向前可触及位于跟骨外侧面的滑车突，在其后下方有腓骨长肌腱通过（图 6-39）。

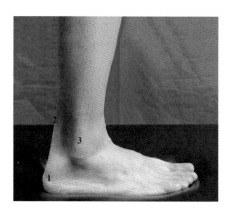

图 6-38 · 踝关节外侧面观

1. 跟骨结节

2. 跟腱

3. 外踝

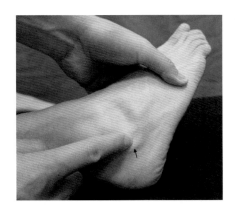

图 6-39·跟骨滑车突

为跟骨外侧面前部的一个骨性突起，距离外踝尖下方约一横指。其上方为腓骨短肌腱通过，其后下方为一斜沟，称为腓骨长肌腱沟（箭头所示），有同名肌腱通过。

4. 距骨·位于胫、腓骨与跟骨之间，可分为头、颈及体三部。前部为距骨头，前面有关节面与舟骨相接。头后稍细部分为距骨颈，颈后较大的部分为距骨体，体上面及两侧面的上份均为关节面，称为距骨滑车，前宽后窄，与胫骨下关节面相关节。距骨下面与跟骨上面的相应的面相关节。当足处于中立位时，紧靠内踝下方所摸到的骨性部分相当于距骨颈及距骨头的内侧面。当足跖屈时，距骨体前部可滑出关节之外，而显于距小腿关节之前，亦可被触及（图 6-40）。

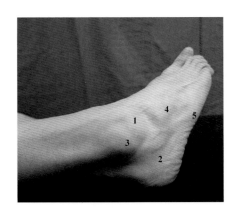

图 6-40·足外侧面观

1. 距骨外侧
2. 跟骨
3. 外踝
4. 骰骨
5. 第 5 跖骨粗隆

5. 舟骨粗隆·足舟骨位于距骨头与 3 块楔骨之间，其内侧面有一个向下方的圆形粗隆，称为舟骨粗隆，为胫骨后肌腱的附着部，在内踝的前下方触到的明显骨性突起即是。此粗隆为足部较为明显的骨性标志，在其稍后方为距跟舟关节，在其前方可摸到第 1 楔骨及第 1 跖骨底，有胫骨前肌腱附着（图 6-41）。舟骨粗隆的下缘为然谷穴。

内踝至第 1 跖骨头内侧的连线，正常通过舟骨粗隆的中央部位。扁平足者，舟骨粗隆位于此线以下。高足弓者，该粗隆则上移。舟骨粗隆异常增大及舟骨粗隆骨骺分离往往是形成青少年扁平足的原因，这两种畸形在我国较为多见。

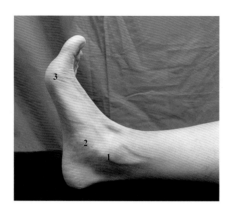

图 6-41 · 舟骨粗隆

在内踝前下方约 3 cm 处，在足跟与第 1 跖骨根部连线的中点处可触及足舟骨向内下方的隆起。

1. 内踝尖
2. 舟骨粗隆
3. 第 1 跖骨头

6. 第 1 跖骨 · 短而粗，其底在第 1 楔骨的前方可触及，有部分的胫骨前肌腱附着。由此向前，沿足的内侧缘向前摸可触及第 1 跖骨的体；在蹋趾根部可清楚地摸到第 1 跖骨头，有蹋趾外翻者更为突出（图 6-41）。

第 1 跖骨粗短而坚强，在负重上极为重要。当人体站立时，足底是三点负重。其中，足跟负重约占 50%，而蹋趾球和小趾球联合负重约 50%，由于第 1 跖骨头粗大，通常还有两个籽骨垫在头下，故蹋趾球的负重比小趾球的负重大得多。

7. 第 5 跖骨粗隆 · 第 5 跖骨底外侧部特别膨隆，称为第 5 跖骨粗隆。在足外侧缘中部，即足跟与小趾尖连线的中点处，明显地隆起于皮下，易于触及。由此向前可摸到第 5 跖骨体及头，由此向后与外踝尖连一线，其中点稍前方是跟骨与骰骨间的跟骰关节（图 6-42）。第 5 跖骨粗隆的后缘为束骨穴。

第 5 跖骨粗隆本身是腓骨短肌的抵止处，如该肌腱猛烈的牵拉，可造成第 5 跖骨粗隆撕脱性骨折，而非肌腱断裂。

8. 骰骨 · 呈不规则形，后面与跟骨形成跟骰关节，前面接第 4、第 5 跖骨，形成跗跖关节；内侧接第 3 楔骨与舟骨。第 5 跖骨粗隆与外踝尖连线的中点稍前方是跟骨与骰骨间的跟骰关节（图 6-42）。

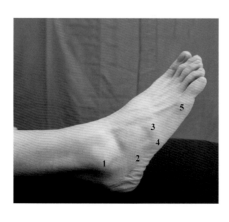

图 6-42 · 足外侧面观

1. 外踝
2. 跟骰关节
3. 跗跖关节
4. 第 5 跖骨粗隆
5. 第 5 跖骨头

9. 趾骨 · 除了蹞趾仅有两节外，其他各趾均为 3 节。这些趾骨均显退化，第 2 节趾骨及末节趾骨呈结节型，小趾的第 2 节趾骨与末节趾骨常融合成一块。

10. 足弓 · 主要由足骨构成，有纵、横两弓，并有韧带和肌肉来维持。内侧纵弓，由跟、距、足舟、第 1~3 楔骨与第 1~3 跖骨所构成；外侧纵弓由跟、骰及第 4、第 5 跖骨构成，内侧纵弓较高，当有正常足弓者站立时划一足印，其弓形部不着地；外侧纵弓则较低，外观不甚明显，当足着地时几乎隐而不见；横弓，由跗骨与跖骨构成。后部由第 1~3 楔骨及骰骨构成，前部由第 1~5 跖骨构成。全体作拱桥形，其背侧面较底侧面为大，上宽下窄，足底侧面形成一个很深的凹。

二、肌性标志

1. 胫骨前肌腱 · 位于距小腿关节前方最内侧的肌腱，它走向前内下方，抵止于第 1 楔骨和第 1 跖骨底的内侧。当足稍背屈并内翻时，该肌腱明显隆起于皮下，触之变硬、紧张（图 6-43）。

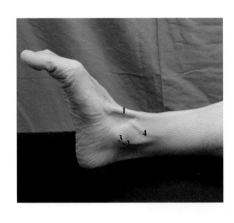

图 6-43 · 踝关节内侧面观

1. 胫骨前肌腱

2. 胫骨后肌腱

3. 内踝

4. 大隐静脉

2. 胫骨后肌腱 · 在内踝的后方，屈肌支持带深面到足底内侧，止于足舟骨粗隆和内侧、中间及外侧楔骨。踝后内侧沟由内侧向外侧依次排列胫骨后肌、趾长屈肌腱和蹞长伸肌腱，当足跖屈并内翻时，胫骨后肌肌腱较为明显（图 6-44）。

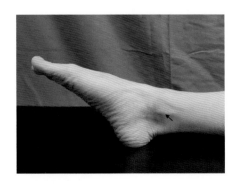

图 6-44 · 胫骨后肌肌腱

足跖屈并内翻，可在内踝后方观察到胫骨后肌腱（箭头所示）。

3. 姆长伸肌腱·位于胫骨前肌腱稍外侧，沿足背的内侧一直延伸至姆趾根部。当距小腿关节背屈、姆趾背屈时，姆长伸肌腱明显可见（图 6-45）。姆长伸肌腱外侧可摸到足背动脉的搏动，是临床上触摸足背动脉的标志（图 6-54）。

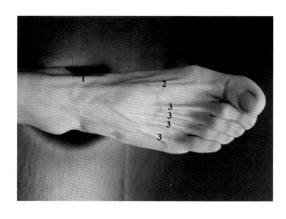

图 6-45·足背上面观

1. 胫骨前肌腱
2. 姆长伸肌腱
3. 趾长伸肌腱

4. 趾长伸肌腱·在距小腿关节前方为一总腱，经伸肌下支持带的外侧管至足背，分为 5 个腱。内侧 4 个腱分别止于第 2~5 趾背（图 6-45），最外侧的一个腱止于第 5 跖骨粗隆的背侧，此腱只见于人类，称为第 3 腓骨肌腱（图 6-46）。

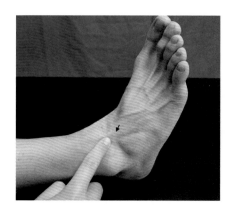

图 6-46·第 3 腓骨肌腱

当距小腿关节背屈、趾背屈时，在足背外侧可见止于第 5 跖骨粗隆的背侧的第 3 腓骨肌腱（箭头所示）。

5. 腓骨长、短肌腱·腓骨长、短肌腱均通过腓骨上、下支持带的深面，腓骨短肌腱行经外踝后下方、跟骨滑车突的上方，向前附着于第 5 跖骨粗隆。腓骨长肌腱经跟骨滑车突的下方进入足底，止于内侧楔骨和第 1 跖骨底（图 6-47）。

腓骨长肌腱和胫骨前肌腱共同形成"腱环"，对维持足横弓和调节足内翻、外翻有重要的作用。

腓骨长、短肌腱可因肌猛烈地收缩冲破腓骨上支持带的限制而撕裂或在外踝后沟外侧缘发生撕脱性骨折，腓骨肌腱从沟内滑向外踝前方，出现腓骨长、短肌腱滑脱。滑脱后若腓骨上支持带愈合不良，则可形成习惯性脱位。腓骨肌腱滑向外踝前方时，可伴有弹响声，故又称"弹响踝"，此时于外踝的前方检查可触到脱位的肌腱。

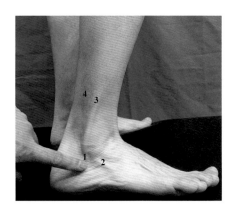

图 6-47 · 腓骨长、短肌腱

腓骨长、短肌腱在足跖屈并外翻
时明显可见。

1. 腓骨长肌腱

2. 腓骨短肌腱

3. 腓骨长肌

4. 腓骨短肌

6. 趾短伸肌 · 位于足背的后外侧、外踝的前方，趾长伸肌肌腱深面，起自于跟骨前端的上面和外侧面，向前内方走行，移行为细腱，与趾长伸肌腱斜行交叉，止于第 2~4 趾趾背腱膜（图 6-48）。趾短伸肌在足背为一肌性隆起，应与外伤后足背肿胀相鉴别。

神经支配：趾短伸肌由腓深神经支配（L_4~S_2）。

作用：伸第 2~4 趾。

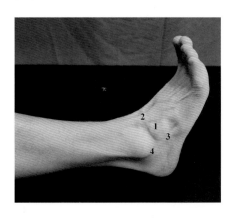

图 6-48 · 趾短伸肌

第 2~4 趾近节趾骨背屈时，在足背的后外侧、外踝的前方，可见到的一肌性隆起，为趾短伸肌的肌腹。

1. 趾短伸肌

2. 趾长伸肌腱

3. 腓骨短肌腱

4. 腓骨长肌腱

第四节 · 重要结构及血管、神经的体表投影

1. 股动脉 · 为下肢动脉的主干，在腹股沟韧带中点深面续自髂外动脉。在股三角内，股动脉的内侧为股静脉，外侧有股神经伴行，向下经收肌管下行进入腘窝，移行为腘动脉。股动脉及其分支主要分布于大腿诸肌（图 6-49）。下肢外展、外旋时，髂前上棘与耻骨联合连线的中点至收肌结节的连线，上 2/3 段为股动脉的体表投影。

2. 坐骨神经 · 为全身最粗大、最长的神经，起始段可宽至 2 cm。坐骨神经位于臀大肌深面，经梨状肌下孔出盆腔后，于坐骨结节与股骨大转子之间下行至股后区，继而在股二头肌长头的深面下行至腘窝上角，分为胫神经和腓总神经。坐骨神经干在股后区发分支支

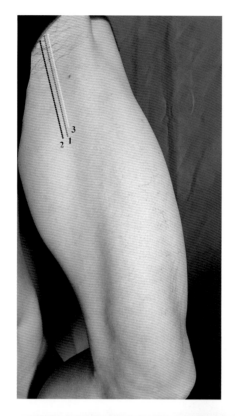

图 6-49 · 股三角内血管、神经的
体表投影

在腹股沟韧带中点处可摸到股动
脉的搏动。在股三角内，股动脉
的外侧为股神经，内侧为股静脉。

1. 股动脉
2. 股静脉
3. 股神经

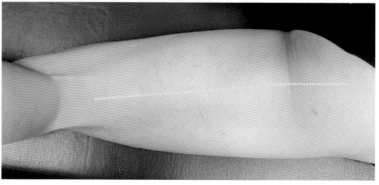

图 6-50 · 坐骨神经的体表投影

配股二头肌、半腱肌、半膜肌以及髋关节。髂后上棘与坐骨结节连线中点的外侧 2~3 cm 处
为坐骨神经出盆点的体表投影。经坐骨结节与股骨大转子连线的中点稍内侧向下至股骨内
外侧髁之间中点（或腘窝上角）连线，此线的上 2/3 段，为坐骨神经主干的体表投影（图
6-50）。

3. 腘动脉 · 在收肌管续于股动脉后，于腘窝深面下行，至腘窝下角处分为胫前动脉和
胫后动脉（图 6-51）。腘动脉的分支主要分布于膝关节及附近肌。大腿后面上 2/3 与下 1/3
的分界线，与大腿后面正中线交点的内侧 2.5 cm 处至腘窝中点的连线为腘动脉斜行段的体

表投影；腘窝中点至腘窝下角的连线为腘动脉直行段的体表投影。

4.胫神经 · 为坐骨神经的直接延续，于股后区下部沿中线下行进入腘窝，与其深面的腘静脉、腘动脉伴行，下降至小腿后区，在比目鱼肌深面伴随胫后血管下行，经内踝后方屈肌支持带深面的踝管处进入足底（图 6-51）。胫神经的分布范围包括小腿后群肌和足底肌，小腿后面和足底的皮肤。自股骨的内、外侧髁之间中点向下至内踝与跟腱之间的连线为胫神经的体表投影。

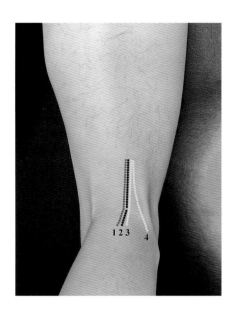

图 6-51 · 腘窝内血管神经的体表投影

在腹股沟韧带中点处可摸到股动脉的搏动。在股三角内，股动脉的外侧为股神经，内侧为股静脉。

1. 腘动脉
2. 腘静脉
3. 胫神经
4. 腓总神经

5.腓总神经 · 由坐骨神经在腘窝上角处分出后，沿腘窝上外侧界的股二头肌腱内侧向外下方走行，继而绕过腓骨颈向前，穿过腓骨长肌，分为腓浅神经和腓深神经（图 6-51、图 6-52）。腓总神经的分布范围包括小腿前、外侧群肌和足背肌，小腿外侧、足背、趾背的皮肤以及膝关节外侧部和胫腓关节。

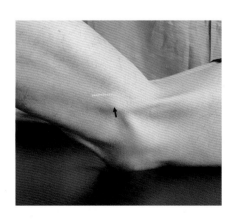

图 6-52 · 腓总神经的体表投影

腓总神经在腓骨头（箭头所示）后下方绕行腓骨颈，位置表浅，易受损伤。

6. 胫后动脉·为腘动脉的直接延续，沿小腿后面在小腿三头肌深面下行，经内踝后方转至足底，分为足底内侧动脉和足底外侧动脉两终支（图 6-53）。腘窝下角至内踝与跟腱内侧缘之间中点的连线为胫后动脉的体表投影。

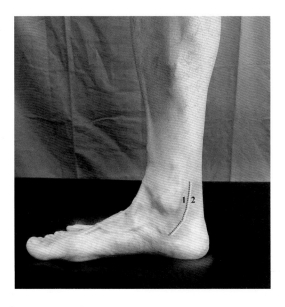

图 6-53 · 踝关节后内侧主要血管、神经的体表投影

在内踝与跟结节之间，当趾长屈肌腱和踇长伸肌腱之间，可以触摸到胫后动脉的搏动，将该动脉压向深部，可减轻足底出血。胫神经在其后方与之伴行。

1. 胫后动脉
2. 胫神经

7. 胫前动脉·由腘动脉发出后，穿小腿骨间膜至小腿前面，在小腿前群肌之间下行，至踝关节前方移行为足背动脉。

8. 足背动脉·内、外踝前面连线的中点至第 1、第 2 跖骨底之间的连线为足背动脉的体表投影（图 6-54）。

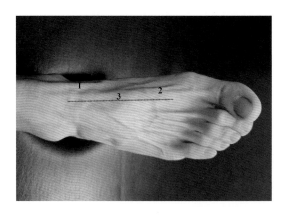

图 6-54 · 足背动脉的体表投影

在足背，踇长伸肌腱的外侧可摸到足背动脉的搏动，中医称为跗阳脉。

1. 胫骨前肌腱
2. 踇长伸肌腱
3. 足背动脉体表投影

9. 大隐静脉·为全身最长的静脉。在足内侧缘起自足背静脉弓，经内踝前方，沿小腿内侧面、膝关节后方、大腿内侧面上行，至耻骨结节外下方 3~4 cm 处穿阔筋膜的隐静脉裂孔，注入股静脉（图 6-55）。大隐静脉在大腿的体表投影为自耻骨结节外下 4 cm 处至收肌结节的连线上。

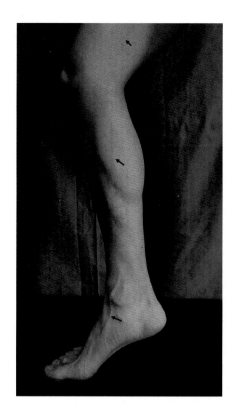

图 6-55 · 大隐静脉

大隐静脉（箭头所示）在内踝前
方的位置表浅而恒定，是静脉注
射、输血、输液的常用部位。

附录
人体腧穴取穴方法

一、腧穴穴位方法

腧穴是指脏腑经络气血输注于体表的部位，也是针灸、推拿及其他一些外治法施术的部位，又称穴位。取穴精准，是避免针刺危险、提高疗效的保障。临床上常用的取穴方法主要有体表标志法、骨度分寸法、手指同身寸法和简易取穴法四种。

（一）体表标志法

1.皮纹标志法·皮纹标志是皮肤表面的皱襞，较常见于易于活动的关节部位，它是常用的取穴标志之一。例如，当屈肘呈 90°时，在肘横纹桡侧端凹陷处取曲池穴；屈掌指关节，在掌远纹尺侧端赤白肉际处取后溪穴；在腘窝横纹中央取委中穴；在臀股沟（臀下横纹）中央取承扶穴等。

2.骨性标志法·骨性标志是指通过体表可以观察到的或能触摸到的骨性隆起和凹陷，它是最为常用的取穴标志之一。例如，第 7 颈椎棘突下取大椎穴，第 2 腰椎棘突下取命门，腓骨头前下方取阳陵泉，第 1、第 2 掌骨分歧处取合谷，第 1、第 2 跖骨分歧处取太冲，锁骨肩峰端与肩胛冈肩峰分歧处取巨骨等。此外，可依肩胛冈内侧端平第 3 胸椎棘突、肩胛骨下角平第 7 胸椎棘突、髂嵴平对第 4 腰椎棘突等，作为背腰部腧穴的取穴标志。

3.肌性标志法·肌性标志是指通过体表能够观察到和能触摸到的肌性隆起、凹陷和肌腱走行等，亦是常用的取穴标志之一。例如，承山穴位于腓肠肌肌腹下方，用力伸足时出现"人"字形凹陷处；内关穴位于腕远侧横纹上 2 寸，当掌长肌腱与桡侧腕屈肌腱之间的部位；人迎穴平喉结，在胸锁乳突肌前缘；取阳溪穴时，则将拇指翘起，当拇长伸肌腱与拇短伸肌腱之间的凹陷"鼻咽窝"中取穴等。

4.其他类体表标志法·除了皮纹标志、骨性标志和肌性标志作为取穴常用的体表标志外，临床上还常用毛发、指（趾）甲、脐、乳头、五官等作为取穴的标志。例如，在鼻尖处取素髎，在两眉中间取印堂，两乳之间取膻中，脐旁 2 寸取天枢，头维穴则在前发际额角、神庭穴旁开 4.5 寸处，大敦穴在踇趾外侧、距趾甲角 1 分许，迎香穴在鼻翼外缘中点旁开 5 分等。

在上述取穴定位的体表标志中，一种是不受人体活动的影响而固定不移的标志，如五官、指（趾）甲、乳头、脐、毛发以及大多数的骨性隆起和凹陷，这一类体表标志称为"固定标志"；另一种则是在特定的动作姿势下才会出现的标志，包括皮肤的皱襞、肌肉的隆起和凹陷、肌腱的显露以及某些关节的间隙等，这一类称为"活动标志"。

（二）骨度分寸法

这是临床上的常用取穴方法之一，它以骨节为主要标志，或以人体某一部位规定其为若干寸，然后按其长度折算，作为取穴的标准。例如，内关穴位于腕远侧横纹上 2 寸，桡侧腕屈肌腱与掌长肌腱之间。按骨度分寸法，腕远侧横纹至肘横纹规定为 12 寸，然后按其长度折算成 12 等份（寸），内关穴就在腕远侧横纹上 2 寸处。骨度分寸定位法的优点在于取穴准确，不论男、女、长、幼、高、矮、胖、瘦体型的人都能适用。

（三）手指同身法

以患者的手指为标准来定取穴位的方法称"手指同身寸取穴法"。因各人手指的长度和宽度与其他部位有着一定的比例，故可用患者本人的手指来测量定穴。医者可根据患者的高矮、胖瘦做出伸缩，也可用自己的手指来测量定穴。本法种类很多，各有一定的适应范围。

1.中指同身寸法·以患者的中指尖与拇指尖相对连成一环，在中指中节桡侧面，近侧指横纹头与远侧指横纹头之间的距离，为中指同身寸 1 寸。此法可用于背腰部及四肢等部位。

2.拇指同身寸法·以患者拇指指间关节部位的横径为 1 寸，此法常用于四肢部位。

3.一夫法·又称横指同身寸法。以患者示指、中指、环指、小指伸直并拢，以中指近侧指骨间关节掌面的横纹为基准的四指总宽度。一夫折作 3 寸。此法常用于上、下肢、腹部、背部等处。

（四）简易取穴法

简易取穴法是临床上常用的一种既简单，又易行的取穴方法。例如，取列缺穴时，以患者左右两手之虎口交叉，一手示指压在另一手腕后桡骨茎突的正中上方，当示指尖凹陷处即为本穴。又如取劳宫穴时，半握拳，以中指的指尖压在掌心的横纹（掌中横纹）上，就是本穴。再如风市，患者两手臂自然下垂，于股外侧中指尖到达处就是本穴。此外，如垂肩屈肘取章门、两耳角直上方连线中点取百会等，这些取穴方法都是根据长期临床实践经验总结出来的。

二、经穴和经外穴的取穴方法

（一）头颈部取穴

面部（附图 1-1~ 附图 1-6）

1. **睛明**（膀胱经）

　　取穴·正坐位或仰卧位，闭目，目内眦稍上方 0.1 寸取穴。

2. **攒竹**（膀胱经）

　　取穴·正坐位或仰卧位，眉头骨陷处取穴。

3. **印堂**（督脉）

　　取穴·正坐位或仰卧位，两眉头连线的中点处取穴。

4. **鱼腰**（经外穴）

　　取穴·正坐位或仰卧位，瞳孔直上，眉毛中点处取穴。

5. **阳白**（胆经）

　　取穴·正坐位或仰卧位，眉毛中点直上 1 寸取穴。

6. **球后**（经外穴）

　　取穴·正坐位或仰卧位，眶下缘外侧 1/4 与内侧 3/4 交界处，当眼球与眶下缘之间取穴。

7. **承泣**（胃经）

　　取穴·正坐位或仰卧位，瞳孔直下，当眼球与眶下缘之间取穴。

8. **丝竹空**（三焦经）

　　取穴·正坐位或仰卧位，眉梢处取穴。

9. **瞳子髎**（胆经）

　　取穴·正坐位或仰卧位，目外眦旁，当眶外侧缘处取穴。

10. **太阳**（经外穴）

　　取穴·正坐位或仰卧位，眉梢与目外眦连线之间向后一横指的凹陷中取穴。

11. **四白**（胃经）

　　取穴·正坐位或仰卧位，瞳孔直下，当眶下孔凹陷处取穴。

12. 巨髎（胃经）

　　取穴·正坐位或仰卧位，瞳孔直下，平鼻翼下缘处，当鼻唇沟外侧取穴。

13. 地仓（胃经）

　　取穴·正坐位或仰卧位，瞳孔直下，口角外侧 0.4 寸取穴。

14. 素髎（督脉）

　　取穴·正坐位或仰卧位，鼻尖处取穴。

15. 迎香（大肠经）

　　取穴·正坐位或仰卧位，鼻翼外缘中点旁，当鼻唇沟中取穴。

16. 上迎香（经外穴）

　　取穴·正坐位或仰卧位，鼻唇沟上端，当鼻翼软骨与鼻甲交界处取穴。

17. 内迎香（经外穴）

　　取穴·正坐位，鼻孔内，与上迎香相对应的鼻黏膜上取穴。

18. 水沟（督脉）

　　取穴·正坐位或仰卧位，人中沟上 1/3 与中 1/3 交点处取穴。

19. 禾髎（大肠经）

　　取穴·正坐位或仰卧位，鼻孔外缘直下，平水沟处取穴。

20. 兑端（督脉）

　　取穴·正坐位或仰卧位，人中沟下端的皮肤与上唇移行处取穴。

21. 承浆（任脉）

　　取穴·正坐位或仰卧位，颏唇沟正中凹陷处取穴。

22. 龈交（督脉）

　　取穴·正坐位或仰卧位，将上唇向上翻开，当上唇系带与上齿龈相接处取穴。

23. 聚泉（经外穴）

　　取穴·正坐位，张口伸舌，舌背正中缝的中点处取穴。

24. 海泉（经外穴）

　　取穴·正坐位，张口舌上卷，舌系带中点处取穴。

25. 金津（经外穴）

　　取穴·正坐位，张口舌上卷，在舌系带左侧的舌下静脉上取穴。

26. 玉液（经外穴）

　　取穴·正坐位，张口舌上卷，在舌系带右侧的舌下静脉上取穴。

27. 颧髎（小肠经）

取穴·正坐位、侧伏坐位或仰卧位，目外眦直下，颧骨下缘凹陷处取穴（用示指触及颧骨下缘）。

28. 大迎（胃经）

取穴·正坐位、侧伏坐位或侧卧位，下颌角前下 1.3 寸，咬肌附着部前缘，当面动脉搏动处取穴（咬紧牙齿，用示指触及咬肌前缘）。

29. 颊车（胃经）

取穴·正坐位、侧伏坐位或侧卧位，下颌角前上方一横指，当咀嚼时咬肌隆起高点，按之凹陷处取穴。

30. 下关（胃经）

取穴·正坐位、侧伏坐位或侧卧位，闭口，颧弓下缘，下颌骨髁突前方凹陷中取穴。

31. 上关（胆经）

取穴·正坐位、侧伏坐位或侧卧位，耳前，下关直上，颧弓上缘凹陷处取穴。

32. 耳门（三焦经）

取穴·正坐位、侧伏坐位或侧卧位，耳屏上切迹前方，下颌骨髁突后缘，张口呈凹陷处取穴。

33. 听宫（小肠经）

取穴·正坐位、侧伏坐位或侧卧位，耳屏前方，下颌骨髁突后缘，张口呈凹陷处取穴。

34. 听会（胆经）

取穴·正坐位、侧伏坐位或侧卧位，耳屏间切迹前方，下颌骨髁突后缘，张口呈凹陷处取穴。

35. 耳尖（经外穴）

取穴·正坐位、侧伏坐位或侧卧位，折耳向前，当耳郭上方的尖端处取穴。

36. 角孙（三焦经）

取穴·正坐位、侧伏坐位或侧卧位，耳尖直上入发际处取穴。

37. 翳风（三焦经）

取穴·正坐位、侧伏坐位或侧卧位，耳垂后方，乳突与下颌角之间的凹陷中取穴。

38. 瘈脉（三焦经）

取穴·正坐位、侧伏坐位或侧卧位，耳后乳突中央，当角孙至翳风之间，沿耳轮连线的上 2/3 与下 1/3 的交点处取穴。

39. 颅息（三焦经）

取穴·正坐位、侧伏坐位或侧卧位，当角孙至翳风之间，沿耳轮连线的上 1/3 与下

2/3 的交点处取穴。

40. 和髎（三焦经）

取穴·正坐位、侧伏坐位或侧卧位，平耳郭根之前方，鬓发后缘，颞浅动脉的后缘取穴。

颅部（附图 1-1～附图 1-9）

1. 囟会（督脉）

取穴·俯伏坐位，当前发际正中直上 2 寸取穴；或百会前 3 寸取穴。

2. 前顶（督脉）

取穴·俯伏坐位，当前发际正中直上 3.5 寸取穴；或百会前 1.5 寸取穴。

3. 百会（督脉）

取穴·俯伏坐位，当后发际正中直上 7 寸取穴；或前发际正中直上 5 寸取穴；或两耳尖连线的中点处取穴。

4. 四神聪（经外穴）

取穴·俯伏坐位，在头顶部，百会前、后、左、右各 1 寸取穴，共 4 穴。

5. 后顶（督脉）

取穴·俯伏坐位，当后发际正中直上 5.5 寸取穴；或百会后 1.5 寸取穴；或脑户上 3 寸取穴。

6. 强间（督脉）

取穴·俯伏坐位，当后发际正中直上 4 寸取穴；或脑户上 1.5 寸取穴。

7. 脑户（督脉）

取穴·俯伏坐位，当后发际正中直上 2.5 寸取穴；或风府上 1.5 寸取穴；或枕外隆凸上缘凹陷处取穴。

8. 神庭（督脉）

取穴·正坐位或仰卧位，前发际正中直上 0.5 寸取穴。

9. 头维（胃经）

取穴·正坐位或仰卧位，额角发际上 0.5 寸，距头正中线 4.5 寸取穴；或神庭旁开 4.5 寸取穴。

10. 眉冲（膀胱经）

取穴·正坐位或仰卧位，攒竹直上入发际 0.5 寸，神庭与曲差连线之间取穴。

11. 曲差（膀胱经）

取穴·正坐位或仰卧位，神庭旁开 1.5 寸取穴；或神庭与头维连线的内侧 1/3 与外侧 2/3 交点取穴。

12. 头临泣（胆经）

取穴·正坐位或仰卧位，神庭与头维连线的中点取穴；神庭旁开 2.25 寸取穴；或瞳孔直上入发际 0.5 寸取穴。

13. 本神（胆经）

取穴·正坐位或仰卧位，当前额发际上 0.5 寸，神庭旁开 3 寸取穴；或神庭与头维连线的内侧 2/3 与外侧 1/3 交点取穴。

14. 上星（督脉）

取穴·正坐位或仰卧位，前发际正中直上 1 寸取穴。

15. 五处（膀胱经）

取穴·正坐位或仰卧位，前发际正中直上 1 寸，旁开 1.5 寸取穴；或上星旁开 1.5 寸取穴。

16. 当阳（经外穴）

取穴·正坐位或仰卧位，瞳孔直上入发际 1 寸取穴；或上星旁开 2.25 寸取穴。

17. 承光（膀胱经）

取穴·俯伏坐位，前发际正中直上 2.5 寸，旁开 1.5 寸取穴。

18. 通天（膀胱经）

取穴·俯伏坐位，前发际正中直上 4 寸，旁开 1.5 寸取穴。

19. 络却（膀胱经）

取穴·俯伏坐位，前发际正中直上 5.5 寸，旁开 1.5 寸取穴。

20. 玉枕（膀胱经）

取穴·俯伏坐位，后发际正中直上 2.5 寸，旁开 1.3 寸取穴。

21. 目窗（胆经）

取穴·俯伏坐位，前发际正中直上 1.5 寸，旁开 2.25 寸取穴。

22. 正营（胆经）

取穴·俯伏坐位，前发际正中直上 2.5 寸，旁开 2.25 寸取穴。

23. 承灵（胆经）

取穴·俯伏坐位，前发际正中直上 4 寸，旁开 2.25 寸取穴。

24. 脑空（胆经）

取穴·俯伏坐位，后发际正中直上 2.5 寸，旁开 2.25 寸取穴。

25. 颔厌（胆经）

　　取穴·侧伏坐位或侧卧位，在头部鬓发上，头维与曲鬓之间的弧形连线的上 1/4 与下 3/4 交点处取穴。

26. 悬颅（胆经）

　　取穴·侧伏坐位或侧卧位，在头部鬓发上，头维与曲鬓之间的弧形连线的中点处取穴。

27. 悬厘（胆经）

　　取穴·侧伏坐位或侧卧位，在头部鬓发上，头维与曲鬓之间的弧形连线的上 3/4 与下 1/4 交点处取穴。

28. 曲鬓（胆经）

　　取穴·侧伏坐位或侧卧位，耳前鬓角发际后缘的垂直线与耳尖水平线交点处取穴；或角孙前 1 寸取穴。

29. 率谷（胆经）

　　取穴·侧伏坐位或侧卧位，耳尖直上入发际 1.5 寸取穴。

30. 天冲（胆经）

　　取穴·侧伏坐位或侧卧位，耳根后缘直上入发际 2 寸，率谷后 0.5 寸取穴。

31. 浮白（胆经）

　　取穴·侧伏坐位或侧卧位，耳后乳突的后上方，天冲与完骨之间的弧形连线的上 1/3 与下 2/3 交点处取穴。

32. 头窍阴（胆经）

　　取穴·侧伏坐位或侧卧位，耳后乳突的后上方，天冲与完骨之间的弧形线的上 2/3 与下 1/3 交点处取穴。

33. 完骨（胆经）

　　取穴·侧伏坐位或侧卧位，耳后乳突的后下方凹陷处取穴。

颈部（附图 1-1～附图 1-6）

1. 廉泉（任脉）

　　取穴·正坐位或仰卧位，在前正中线上，喉结上方，舌骨上缘凹陷处取穴。

2. 天突（任脉）

　　取穴·正坐位或仰卧位，在前正中线上，胸骨上窝中央取穴。

3. 气舍（胃经）

取穴·正坐位或仰卧位，人迎直下，锁骨内侧端上缘，胸锁乳突肌的胸骨头与锁骨头之间凹陷中取穴。

4. 缺盆（胃经）

取穴·正坐位或仰卧位，锁骨上大窝中央，距前正中线 4 寸取穴。

5. 水突（胃经）

取穴·正坐位或仰卧位，胸锁乳突肌前缘，当人迎与气舍连线的中点取穴。

6. 人迎（胃经）

取穴·正坐位或仰卧位，平喉结，胸锁乳突肌前缘，颈总动脉搏动处取穴；或喉结旁开 1.5 寸取穴。

7. 扶突（大肠经）

取穴·正坐位或仰卧位，平喉结，当胸锁乳突肌前、后缘之间取穴；或喉结旁开 3 寸取穴。

8. 天窗（小肠经）

取穴·正坐位，平喉结，胸锁乳突肌后缘取穴。

9. 天鼎（大肠经）

取穴·正坐位或仰卧位，扶突直下 1 寸，当胸锁乳突肌后缘取穴。

10. 天容（小肠经）

取穴·正坐位，下颌角后方，当胸锁乳突肌前缘取穴。

11. 天牖（三焦经）

取穴·正坐位，平下颌角，当胸锁乳突肌后缘取穴。

12. 天柱（膀胱经）

取穴·正坐位或俯伏坐位，后发际正中直上 0.5 寸，旁开 1.3 寸取穴；或哑门旁开 1.3 寸，斜方肌外缘取穴。

项部（附图 1-7~ 附图 1-9）

1. 哑门（督脉）

取穴·俯伏坐位，后发际正中直上 0.5 寸，第 1 颈椎下取穴。

2. 风府（督脉）

取穴·俯伏坐位，后发际正中直上 1 寸，枕外隆凸直下，两侧斜方肌之间凹陷中取穴。

3. 风池（胆经）

取穴·俯伏坐位，枕骨下方，与风府相平，胸锁乳突肌与斜方肌上端之间凹陷中取穴。

4. 颈百劳（经外穴）

取穴·俯伏坐位，大椎直上 2 寸，旁开 1 寸取穴。

5. 翳明（经外穴）

取穴·俯伏坐位，风池与翳风连线的中点取穴；或翳风后 1 寸取穴。

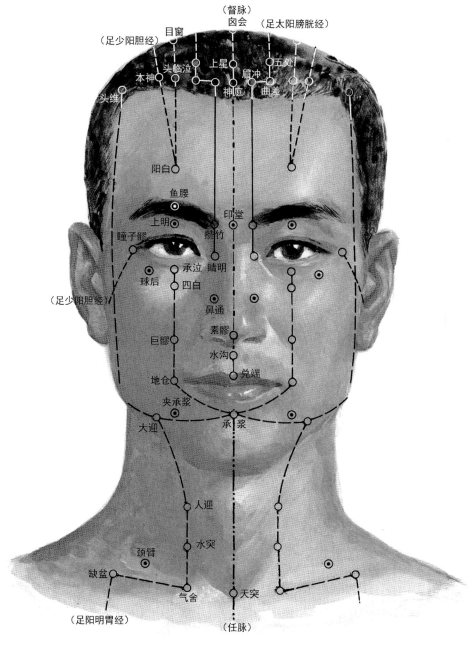

附图 1-1·头颈前面腧穴

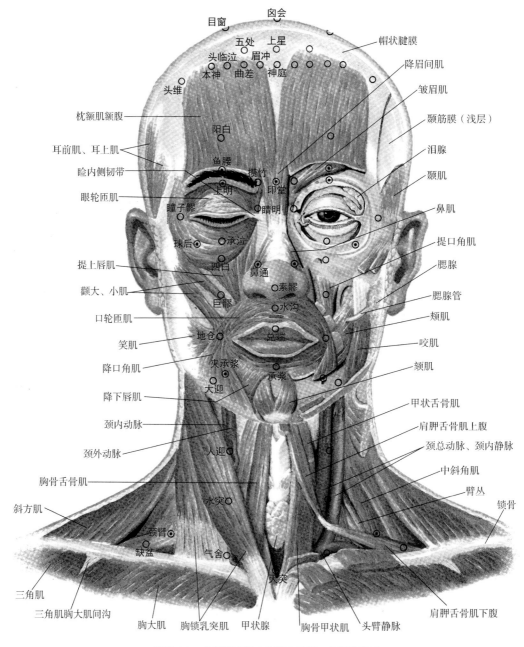

附图 1-2·头颈前面腧穴与肌、神经、血管的关系

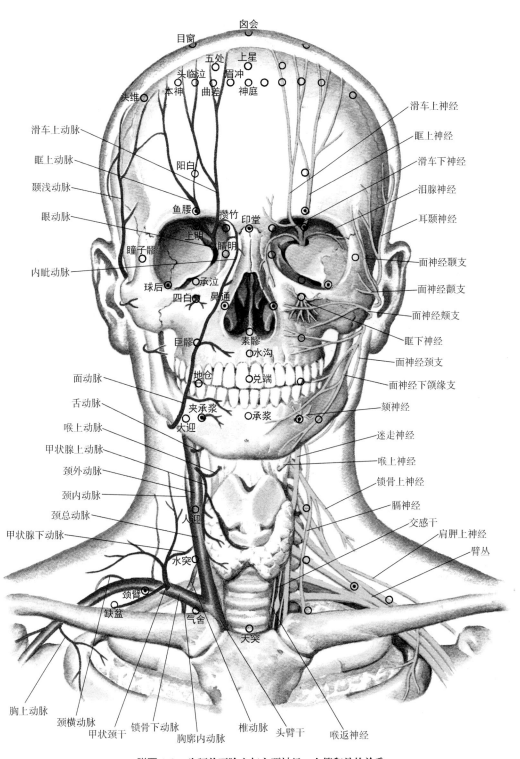

附图 1-3 · 头颈前面腧穴与主要神经、血管和骨的关系

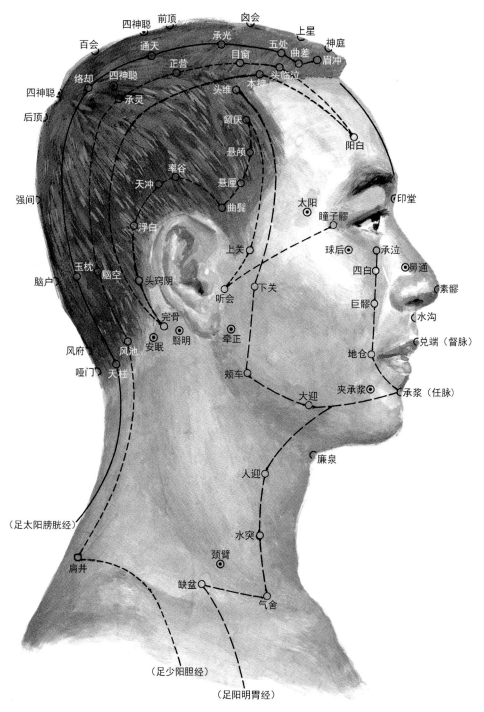

附图 1-4 · 头颈侧面腧穴

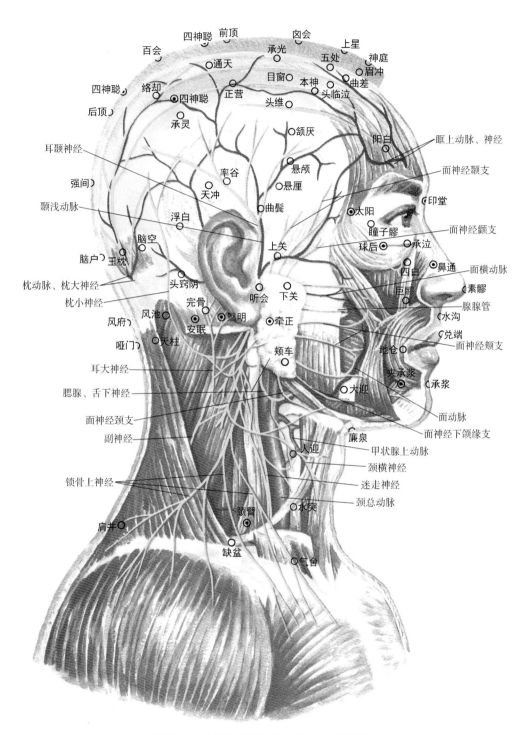

附图 1-5 · 头颈侧面腧穴与肌、神经、血管的关系

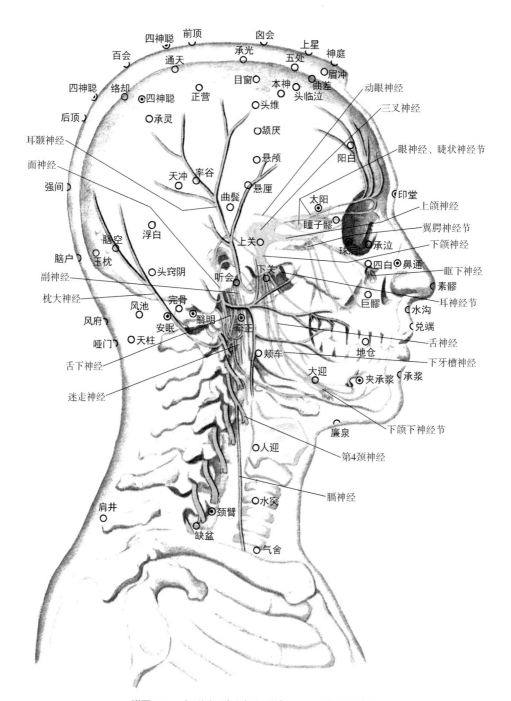

附图 1-6 · 头颈侧面腧穴与主要神经、血管和骨的关系

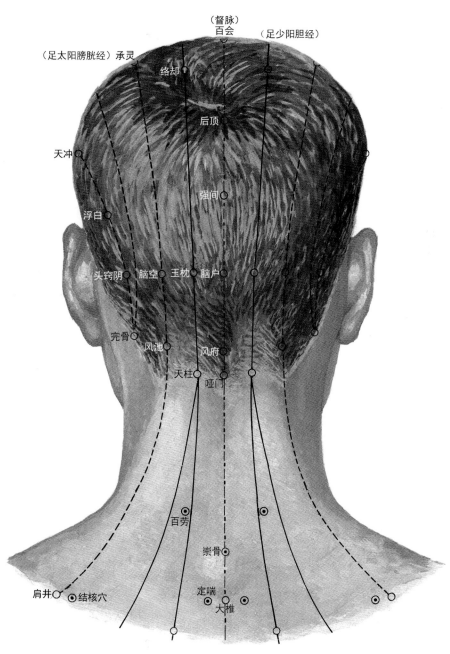

附图 1-7·头项后面腧穴

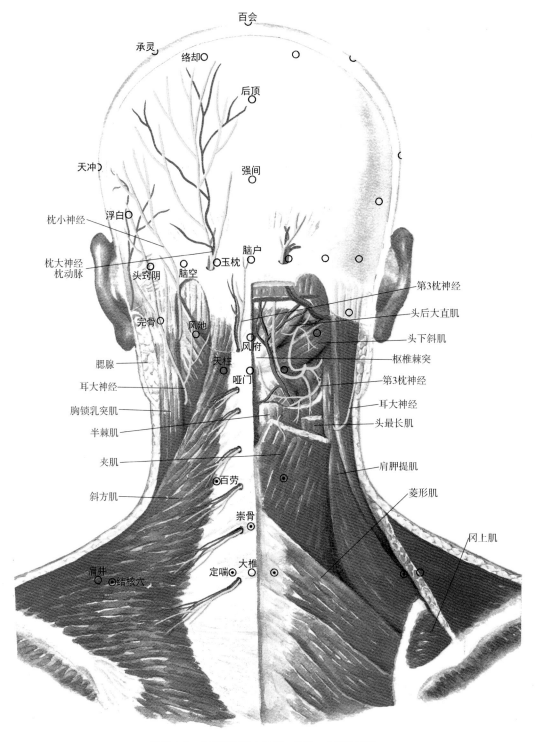

百会

承灵

络却

后顶

天冲

强间

浮白

枕小神经

脑户

枕大神经
枕动脉

玉枕

头窍阴

脑空

完骨

风池

第3枕神经

头后大直肌

头下斜肌

风府

枢椎棘突

腮腺

天柱

哑门

第3枕神经

耳大神经

耳大神经

胸锁乳突肌

头最长肌

半棘肌

夹肌

肩胛提肌

百劳

菱形肌

斜方肌

崇骨

冈上肌

肩井

定喘

大椎

结枝穴

附图 1-8 · 头项后面腧穴与肌、神经、血管的关系

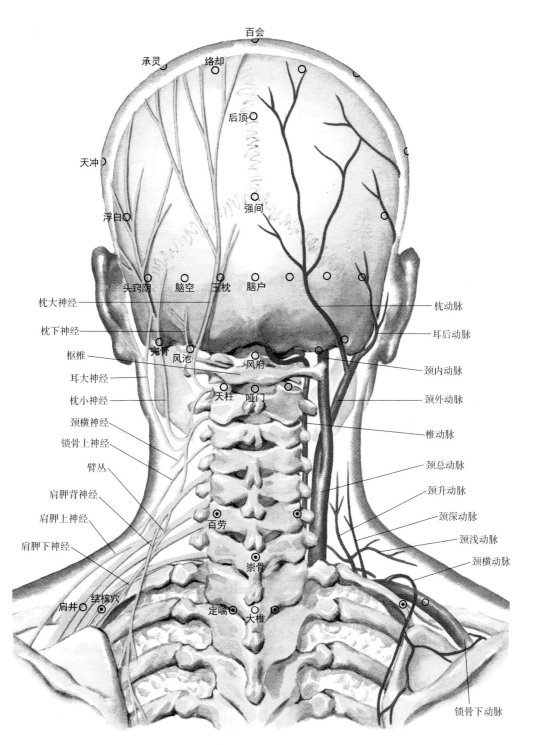

附图 1-9 · 头项后面腧穴与主要神经、血管和骨的关系

（二）胸腹部取穴

胸部（附图 1-10~ 附图 1-15 ）

1. 璇玑（任脉）

取穴·仰卧位，在前正中线上，胸骨上窝（胸骨柄上缘凹陷）中央下 1 寸取穴。

2. 华盖（任脉）

取穴·仰卧位，在前正中线上，平第 1 肋间隙取穴。

3. 紫宫（任脉）

取穴·仰卧位，在前正中线上，平第 2 肋间隙取穴。

4. 玉堂（任脉）

取穴·仰卧位，在前正中线上，平第 3 肋间隙取穴。

5. 膻中（任脉）

取穴·仰卧位，在前正中线上，平第 4 肋间隙取穴；或在男性，两乳头连线的中点处取穴。

6. 中庭（任脉）

取穴·仰卧位，在前正中线上，平第 5 肋间隙取穴；或剑胸结合处取穴。

7. 俞府（肾经）

取穴·仰卧位，锁骨下缘，前正中线旁开 2 寸取穴。

8. 彧中（肾经）

取穴·仰卧位，当第 1 肋间隙，前正中线旁开 2 寸取穴。

9. 神藏（肾经）

取穴·仰卧位，当第 2 肋间隙，前正中线旁开 2 寸取穴。

10. 灵墟（肾经）

取穴·仰卧位，当第 3 肋间隙，前正中线旁开 2 寸取穴。

11. 神封（肾经）

取穴·仰卧位，当第 4 肋间隙，前正中线旁开 2 寸取穴。

12. 步廊（肾经）

取穴·仰卧位，当第 5 肋间隙，前正中线旁开 2 寸取穴。

13. 气户（胃经）

取穴·仰卧位，锁骨中点下缘，距前正中线 4 寸取穴。

14. 库房（胃经）

取穴·仰卧位，第 1 肋间隙，距前正中线 4 寸取穴。

15. 屋翳（胃经）

　　取穴·仰卧位，第 2 肋间隙，距前正中线 4 寸取穴。

16. 膺窗（胃经）

　　取穴·仰卧位，第 3 肋间隙，距前正中线 4 寸取穴。

17. 乳中（胃经）

　　取穴·仰卧位，第 4 肋间隙，乳头中央，距前正中线 4 寸取穴。

18. 乳根（胃经）

　　取穴·仰卧位，第 5 肋间隙，距前正中线 4 寸取穴。

19. 期门（肝经）

　　取穴·仰卧位，第 6 肋间隙，距前正中线 4 寸取穴。

20. 日月（胆经）

　　取穴·仰卧位，第 7 七肋间隙，距前正中线 4 寸取穴。

21. 云门（肺经）

　　取穴·仰卧位，锁骨下缘，距前正中线 6 寸取穴。

22. 中府（肺经）

　　取穴·仰卧位，第 1 肋间隙，距前正中线 6 寸取穴。

23. 周荣（脾经）

　　取穴·仰卧位，第 2 肋间隙，距前正中线 6 寸取穴。

24. 胸乡（脾经）

　　取穴·仰卧位，第 3 肋间隙，距前正中线 6 寸取穴。

25. 天溪（脾经）

　　取穴·仰卧位，第 4 肋间隙，距前正中线 6 寸取穴。

26. 食窦（脾经）

　　取穴·仰卧位，第 5 肋间隙，距前正中线 6 寸取穴。

27. 天池（心包经）

　　取穴·仰卧位，第 4 肋间隙，距前正中线 5 寸取穴；或乳头外侧 1 寸取穴。

28. 渊腋（胆经）

　　取穴·仰卧位或侧卧位，臂外展，腋中线上，第 4 肋间隙取穴；或腋下 3 寸取穴。

29. 辄筋（胆经）

　　取穴·仰卧位或侧卧位，渊腋前 1 寸，第 4 肋间隙取穴。

30. 大包（脾经）

取穴·仰卧位或侧卧位，臂外展，腋中线上，当第 6 肋间隙取穴；或腋下 6 寸取穴。

腹部（附图 1-10~ 附图 1-15）

1. 鸠尾（任脉）

取穴·仰卧位，在前正中线上，脐上 7 寸取穴。

2. 巨阙（任脉）

取穴·仰卧位，在前正中线上，脐上 6 寸取穴。

3. 上脘（任脉）

取穴·仰卧位，在前正中线上，脐上 5 寸取穴。

4. 中脘（任脉）

取穴·仰卧位，在前正中线上，脐上 4 寸取穴。

5. 建里（任脉）

取穴·仰卧位，在前正中线上，脐上 3 寸取穴。

6. 下脘（任脉）

取穴·仰卧位，在前正中线上，脐上 2 寸取穴。

7. 水分（任脉）

取穴·仰卧位，在前正中线上，脐上 1 寸取穴。

8. 神阙（任脉）

取穴·仰卧位，脐中央取穴。

9. 阴交（任脉）

取穴·仰卧位，在前正中线上，脐下 1 寸取穴。

10. 气海（任脉）

取穴·仰卧位，在前正中线上，脐下 1.5 寸取穴。

11. 石门（任脉）

取穴·仰卧位，在前正中线上，脐下 2 寸取穴。

12. 关元（任脉）

取穴·仰卧位，在前正中线上，脐下 3 寸取穴。

13. 中极（任脉）

取穴·仰卧位，在前正中线上，脐下 4 寸取穴。

14. 曲骨（任脉）

取穴·仰卧位，在前正中线上，脐下 5 寸取穴；或耻骨联合上缘中点取穴。

15. 幽门（肾经）

取穴·仰卧位，脐上 6 寸，前正中线旁开 0.5 寸取穴。

16. 腹通谷（肾经）

取穴·仰卧位，脐上 5 寸，前正中线旁开 0.5 寸取穴。

17. 阴都（肾经）

取穴·仰卧位，脐上 4 寸，前正中线旁开 0.5 寸取穴。

18. 石关（肾经）

取穴·仰卧位，脐上 3 寸，前正中线旁开 0.5 寸取穴。

19. 商曲（肾经）

取穴·仰卧位，脐上 2 寸，前正中线旁开 0.5 寸取穴。

20. 肓俞（肾经）

取穴·仰卧位，脐中旁开 0.5 寸取穴。

21. 中注（肾经）

取穴·仰卧位，脐下 1 寸，前正中线旁开 0.5 寸取穴。

22. 四满（肾经）

取穴·仰卧位，脐下 2 寸，前正中线旁开 0.5 寸取穴。

23. 气穴（肾经）

取穴·仰卧位，脐下 3 寸，前正中线旁开 0.5 寸取穴。

24. 大赫（肾经）

取穴·仰卧位，脐下 4 寸，前正中线旁开 0.5 寸取穴。

25. 横骨（肾经）

取穴·仰卧位，脐下 5 寸，前正中线旁开 0.5 寸取穴。

26. 不容（胃经）

取穴·仰卧位，脐上 6 寸，前正中线旁开 2 寸取穴。

27. 承满（胃经）

取穴·仰卧位，脐上 5 寸，前正中线旁开 2 寸取穴。

28. 梁门（胃经）

取穴·仰卧位，脐上 4 寸，前正中线旁开 2 寸取穴。

29. 关门（胃经）

取穴·仰卧位，脐上 3 寸，前正中线旁开 2 寸取穴。

30. 太乙（胃经）

取穴·仰卧位，脐上 2 寸，前正中线旁开 2 寸取穴。

31. 滑肉门（胃经）

取穴·仰卧位，脐上 1 寸，前正中线旁开 2 寸取穴。

32. 天枢（胃经）

取穴·仰卧位，脐中旁开 2 寸取穴。

33. 外陵（胃经）

取穴·仰卧位，脐下 1 寸，前正中线旁开 2 寸取穴。

34. 大巨（胃经）

取穴·仰卧位，脐下 2 寸，前正中线旁开 2 寸取穴。

35. 水道（胃经）

取穴·仰卧位，脐下 3 寸，前正中线旁开 2 寸取穴。

36. 归来（胃经）

取穴·仰卧位，脐下 4 寸，前正中线旁开 2 寸取穴。

37. 气冲（胃经）

取穴·仰卧位，脐下 5 寸，前正中线旁开 2 寸取穴。

38. 腹哀（脾经）

取穴·仰卧位，脐上 3 寸，前正中线旁开 4 寸取穴。

39. 大横（脾经）

取穴·脐中旁开 4 寸取穴。

40. 腹结（脾经）

取穴·仰卧位，脐下 1.3 寸，前正中线旁开 4 寸取穴。

41. 府舍（脾经）

取穴·仰卧位，脐下 4.3 寸，前正中线旁开 4 寸取穴。

42. 冲门（脾经）

取穴·仰卧位，脐下 5 寸，前正中线旁开 3.5 寸，当髂外动脉搏动处的外侧取穴。

43. 章门（肝经）

取穴·仰卧位或侧卧位，第 11 肋骨游离端的下方取穴；或垂肩屈肘，于肘尖下取穴。

44. 京门（胆经）

取穴·仰卧位或侧卧位，第 12 肋骨游离端的下方取穴；或章门后 1.8 寸取穴。

45. 带脉（胆经）

取穴·仰卧位或侧卧位，第 11 肋骨游离端直下，与脐相平处取穴；或章门直下 1.8 寸取穴。

46. 五枢（胆经）

取穴·仰卧位，髂前上棘前 0.5 寸，平脐下 3 寸处取穴。

47. 维道（胆经）

取穴·仰卧位，髂前上棘前下方，五枢前下 0.5 寸取穴。

48. 子宫（经外穴）

取穴·仰卧位，脐下 4 寸，旁开中极 3 寸取穴。

49. 会阴（任脉）

取穴·仰卧屈膝位，男性当阴囊根部与肛门连线的中点，女性当大阴唇后联合与肛门连线的中点取穴。

50. 长强（督脉）

取穴·跪伏或胸膝位，尾骨尖端下方，当尾骨端与肛门连线的中点取穴。

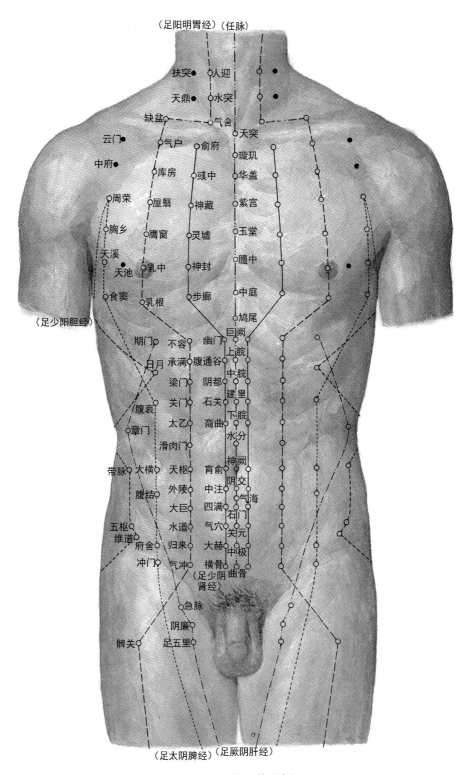

（足阳明胃经）（任脉）

扶突● ●人迎
天鼎● ●水突
缺盆○ ○气舍 天突○
云门● ○气户 俞府○ 璇玑○
中府● ○库房 彧中○ 华盖○
周荣○ ○屋翳 神藏○ 紫宫○
胸乡○ ○膺窗 灵墟○ 玉堂○
天溪○ ○乳中 神封○ 膻中○
天池● 　　　 　　　 中庭○
食窦○ ○乳根 步廊○ 鸠尾○

（足少阳胆经）

期门○ ○不容 幽门○ 巨阙○
　　　 ○承满 腹通谷○ 上脘○
日月○ ○梁门 阴都○ 中脘○
　　　 ○关门 石关○ 建里○
腹哀○ ○太乙 商曲○ 下脘○
章门○ ○滑肉门 　　　 水分○
　　　 　　　 肓俞○ 神阙○
带脉○ 大横○ 天枢○ 　　　 阴交○
　　　 腹结○ 外陵○ 中注○ 气海○
　　　 　　　 大巨○ 四满○ 石门○
五枢○ ○水道 气穴○ 关元○
维道○ ○归来 大赫○ 中极○
府舍○ 　　　 　　　 　　　
冲门○ ○气冲 横骨○ 曲骨○
　　　 　　　 （足少阴肾经）

急脉○
阴廉○
髀关○ ○足五里

（足太阴脾经）（足厥阴肝经）

附图 1-10 · 躯干前面腧穴

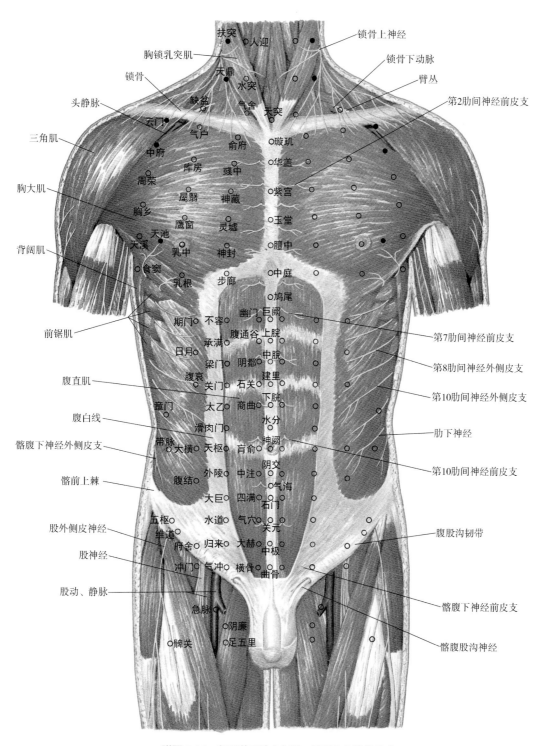

附图 1-11 · 躯干前面腧穴与肌、神经和血管的关系

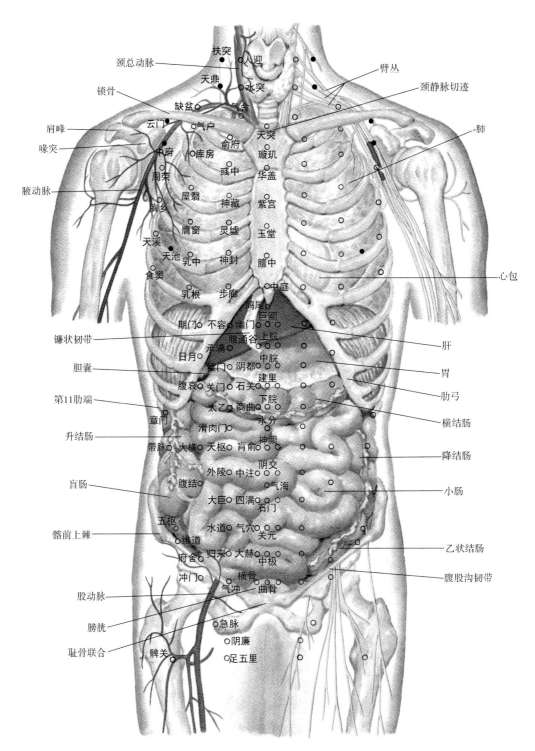

附图 1-12 · 躯干前面腧穴与主要神经、血管、骨和内脏的关系

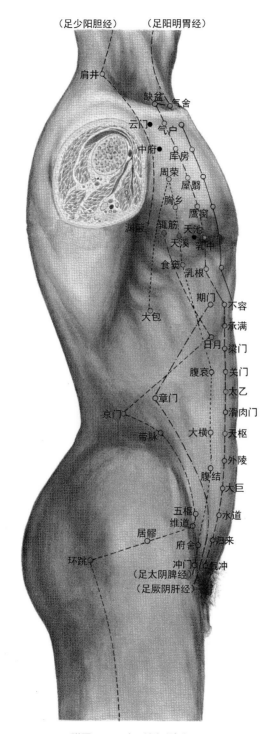

（足少阳胆经）　（足阳明胃经）

肩井

缺盆　气舍

云门　气户

中府　库房

周荣

屋翳

胸乡

渊腋　辄筋　鹰窗

天池

天溪　乳中

食窦

乳根

期门　不容

承满

日月　梁门

腹哀　关门

太乙

章门　滑肉门

京门　天枢

带脉　大横

外陵

腹结　大巨

五枢　水道

维道

居髎　归来

环跳　府舍

冲门　气冲

（足太阴脾经）

（足厥阴肝经）

大包

附图 1-13 · 躯干侧面腧穴

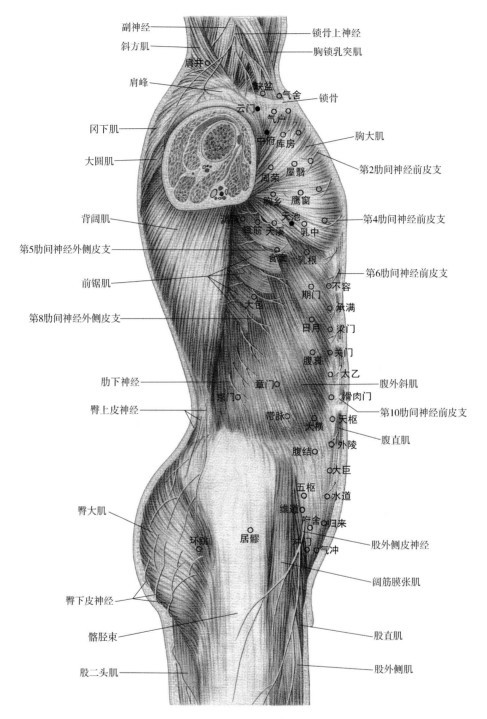

附图 1-14 · 躯干侧面腧穴与肌、神经和血管的关系

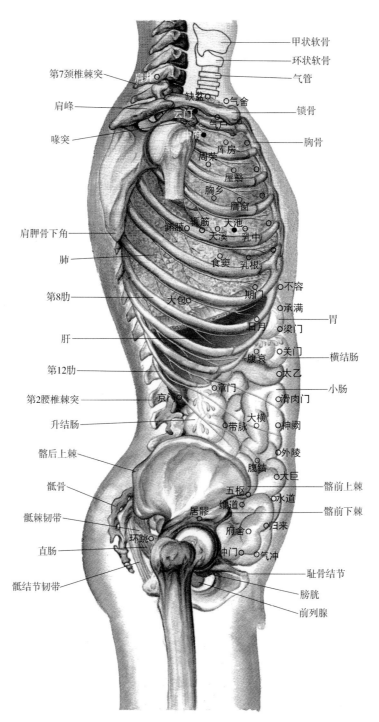

甲状软骨
环状软骨
气管
第7颈椎棘突
肩井
缺盆 气舍
锁骨
云门
肩峰
府
中府
喙突
胸骨
库房
周荣
屋翳
胸乡
膺窗
大池
渊腋 辄筋
天溪 乳中
肩胛骨下角
食窦 乳根
肺
期门
不容
承满
第8肋
大包
胃
日月 梁门
肝
关门
横结肠
腹哀
第12肋
太乙
章门
小肠
第2腰椎棘突
京门 滑肉门
升结肠
大横
带脉 神阙
髂后上棘
外陵
腹结
骶骨
五枢 大巨
髂前上棘
骶棘韧带
居髎 维道 水道
髂前下棘
直肠
环跳 府舍 归来
骶结节韧带
冲门 气冲
耻骨结节
膀胱
前列腺

附图 1-15 · 躯干侧面腧穴与主要神经、血管、骨和内脏的关系

（三）背腰部取穴

背部（附图 1-16～附图 1-18）

1. 大椎（督脉）

取穴·俯伏坐位或俯卧位，在后正中线上，第 7 颈椎棘突下凹陷中取穴。

2. 陶道（督脉）

取穴·俯卧位，在后正中线上，第 1 胸椎棘突下凹陷中取穴。

3. 身柱（督脉）

取穴·俯伏坐位或俯卧位，在后正中线上，第 3 胸椎棘突下凹陷中取穴。

4. 神道（督脉）

取穴·俯伏坐位或俯卧位，在后正中线上，第 5 胸椎棘突下凹陷中取穴。

5. 灵台（督脉）

取穴·俯伏坐位或俯卧位，在后正中线上，第 6 胸椎棘突下凹陷中取穴。

6. 至阳（督脉）

取穴·俯伏坐位或俯卧位，在后正中线上，第 7 胸椎棘突下凹陷中取穴。

7. 筋缩（督脉）

取穴·俯伏坐位或俯卧位，在后正中线上，第 9 胸椎棘突下凹陷中取穴。

8. 中枢（督脉）

取穴·俯卧位，在后正中线上，第 10 胸椎棘突下凹陷中取穴。

9. 脊中（督脉）

取穴·俯卧位，在后正中线上，第 11 胸椎棘突下凹陷中取穴。

10. 定喘（经外穴）

取穴·俯伏坐位或俯卧位，第 7 颈椎棘突下旁开 0.5 寸取穴。

11. 夹脊（经外穴）

取穴·俯伏坐位或俯卧位，第 1 胸椎～第 5 腰椎，各椎骨棘突下旁开 0.5 寸取穴，左右共 34 穴。

12. 大杼（膀胱经）

取穴·俯伏坐位或俯卧位，第 1 胸椎棘突下旁开 1.5 寸取穴。

13. 风门（膀胱经）

取穴·俯伏坐位或俯卧位，第 2 胸椎棘突下旁开 1.5 寸取穴。

14. 肺俞（膀胱经）

取穴·俯伏坐位或俯卧位，第 3 胸椎棘突下旁开 1.5 寸取穴。

15. 厥阴俞（膀胱经）

取穴·俯伏坐位或俯卧位，第 4 胸椎棘突下旁开 1.5 寸取穴。

16. 心俞（膀胱经）

取穴·俯伏坐位或俯卧位，第 5 胸椎棘突下旁开 1.5 寸取穴。

17. 督俞（膀胱经）

取穴·俯伏坐位或俯卧位，第 6 胸椎棘突下旁开 1.5 寸取穴。

18. 膈俞（膀胱经）

取穴·俯伏坐位或俯卧位，第 7 胸椎棘突下旁开 1.5 寸取穴。

19. 胃脘下俞（经外穴）

取穴·俯伏坐位或俯卧位，第 8 胸椎棘突下旁开 1.5 寸取穴。

20. 肝俞（膀胱经）

取穴·俯伏坐位或俯卧位，第 9 胸椎棘突下旁开 1.5 寸取穴。

21. 胆俞（膀胱经）

取穴·俯卧位，第 10 胸椎棘突下旁开 1.5 寸取穴。

22. 脾俞（膀胱经）

取穴·俯卧位，第 11 胸椎棘突下旁开 1.5 寸取穴。

23. 胃俞（膀胱经）

取穴·俯卧位，第 12 胸椎棘突下旁开 1.5 寸取穴。

24. 肩中俞（小肠经）

取穴·俯伏坐位或俯卧位，第 7 颈椎棘突下旁开 2 寸取穴。

25. 肩外俞（小肠经）

取穴·俯伏坐位或俯卧位，第 1 胸椎棘突下旁开 3 寸取穴。

26. 附分（膀胱经）

取穴·俯伏坐位或俯卧位，第 2 胸椎棘突下旁开 3 寸取穴。

27. 魄户（膀胱经）

取穴·俯伏坐位或俯卧位，第 3 胸椎棘突下旁开 3 寸取穴。

28. 膏肓（膀胱经）

取穴·俯伏坐位或俯卧位，第 4 胸椎棘突下旁开 3 寸取穴。

29. 神堂（膀胱经）

取穴·俯伏坐位或俯卧位，第 5 胸椎棘突下旁开 3 寸取穴。

30. 谚谑（膀胱经）

取穴·俯伏坐位或俯卧位，第 6 胸椎棘突下旁开 3 寸取穴。

31. 膈关（膀胱经）

取穴·俯伏坐位或俯卧位，第 7 胸椎棘突下旁开 3 寸取穴。

32. 魂门（膀胱经）

取穴·俯伏坐位或俯卧位，第 9 胸椎棘突下旁开 3 寸取穴。

33. 阳纲（膀胱经）

取穴·俯卧位，第 10 胸椎棘突下旁开 3 寸取穴。

34. 意舍（膀胱经）

取穴·俯卧位，第 11 胸椎棘突下旁开 3 寸取穴。

35. 胃仓（膀胱经）

取穴·俯卧位，第 12 胸椎棘突下旁开 3 寸取穴。

腰部（附图 1-16~ 附图 1-18）

1. 悬枢（督脉）

取穴·俯卧位，后正中线上，第 1 腰椎棘突下凹陷中取穴。

2. 命门（督脉）

取穴·俯卧位，后正中线上，第 2 腰椎棘突下凹陷中取穴。

3. 下极俞（经外穴）

取穴·俯卧位，后正中线上，第 3 腰椎棘突下凹陷中取穴。

4. 腰阳关（督脉）

取穴·俯卧位，后正中线上，第 4 腰椎棘突下凹陷中，约平髂嵴取穴。

5. 十七椎（经外穴）

取穴·俯卧位，后正中线上，第 5 腰椎棘突下凹陷中取穴。

6. 腰俞（督脉）

取穴·俯卧位或侧俯卧位，后正中线上，适对骶管裂孔取穴。

7. 腰奇（经外穴）

取穴·俯卧位或侧俯卧位，尾骨尖端直上 2 寸处取穴。

8. 三焦俞（膀胱经）

取穴·俯卧位，第 1 腰椎棘突下旁开 1.5 寸取穴。

9. 肾俞（膀胱经）

取穴·俯卧位，第 2 腰椎棘突下旁开 1.5 寸取穴。

10. 气海俞（膀胱经）

取穴·俯卧位，第 3 腰椎棘突下旁开 1.5 寸取穴。

11. 大肠俞（膀胱经）

取穴·俯卧位，第 4 腰椎棘突下旁开 1.5 寸取穴。

12. 关元俞（膀胱经）

取穴·俯卧位，第 5 腰椎棘突下旁开 1.5 寸取穴。

13. 小肠俞（膀胱经）

取穴·俯卧位，骶正中嵴旁开 1.5 寸，平第 1 骶后孔取穴。

14. 膀胱俞（膀胱经）

取穴·俯卧位，骶正中嵴旁开 1.5 寸，平第 2 骶后孔取穴。

15. 中膂俞（膀胱经）

取穴·俯卧位，骶正中嵴旁开 1.5 寸，平第 3 骶后孔取穴。

16. 白环俞（膀胱经）

取穴·俯卧位，骶正中嵴旁开 1.5 寸，平第 4 骶后孔取穴。

17. 上髎（膀胱经）

取穴·俯卧位，约当髂后上棘（髂后上棘在胖人则呈一皮肤凹陷，在瘦人则为一骨性隆起）与后正中线之间的中点，适对第 1 骶后孔取穴。

18. 次髎（膀胱经）

取穴·俯卧位，当髂后上棘内下方，适对第 2 骶后孔取穴。

19. 中髎（膀胱经）

取穴·俯卧位，当次髎内下方，适对第 3 骶后孔取穴。

20. 下髎（膀胱经）

取穴·俯卧位，当中髎内下方，适对第 4 骶后孔取穴。

21. 会阳（膀胱经）

取穴·俯卧位，尾骨下端旁开 0.5 寸取穴。

22. 肓门（膀胱经）

取穴·俯卧位，第 1 腰椎棘突下旁开 3 寸取穴。

23. 志室（膀胱经）

取穴·俯卧位，第 2 腰椎棘突下旁开 3 寸取穴。

24. 腰宜（经外穴）

取穴·俯卧位，第 4 腰椎棘突下旁开 3 寸取穴。

25. **胞肓**（膀胱经）

　　取穴·俯卧位，骶正中嵴旁开 3 寸，平第 2 骶后孔取穴。

26. **秩边**（膀胱经）

　　取穴·俯卧位，骶正中嵴旁开 3 寸，平第 4 骶后孔取穴。

27. **痞根**（经外穴）

　　取穴·俯卧位，第 1 腰椎棘突下旁开 3.5 寸取穴。

28. **腰眼**（经外穴）

　　取穴·俯卧位，第 4 腰椎棘突下旁开 3.5 寸取穴。

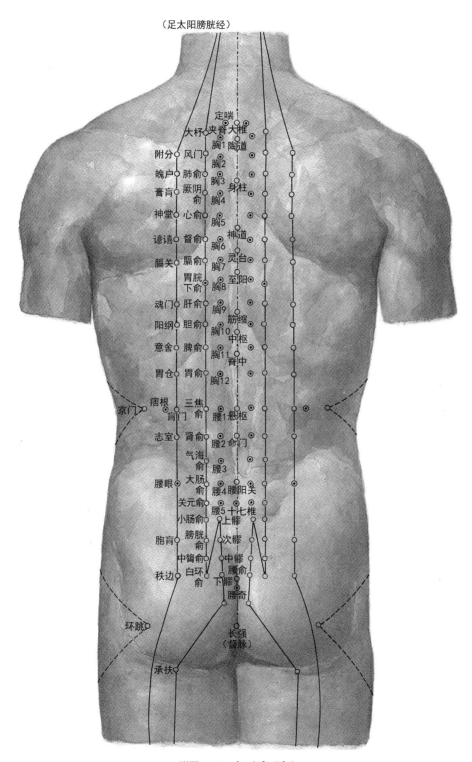

（足太阳膀胱经）

定喘
大杼 夹脊 大椎
胸1 陶道
附分 风门 胸2
魄户 肺俞 胸3 身柱
膏肓 厥阴俞 胸4
神堂 心俞 胸5
譩譆 督俞 神道 胸6
膈关 膈俞 灵台 胸7
胃脘下俞 至阳 胸8
魂门 肝俞 胸9
阳纲 胆俞 筋缩 胸10
意舍 脾俞 中枢 胸11
胃仓 胃俞 脊中 胸12
痞根 三焦俞 肓门 腰1 悬枢
京门 志室 肾俞 腰2 命门
气海俞 腰3
腰眼 大肠俞 腰4 腰阳关
关元俞 腰5 十七椎
小肠俞 上髎
胞肓 膀胱俞 次髎
中膂俞 中髎
秩边 白环俞 腰俞
下髎 腰奇

环跳
长强
（督脉）

承扶

附图 1-16・躯干后面腧穴

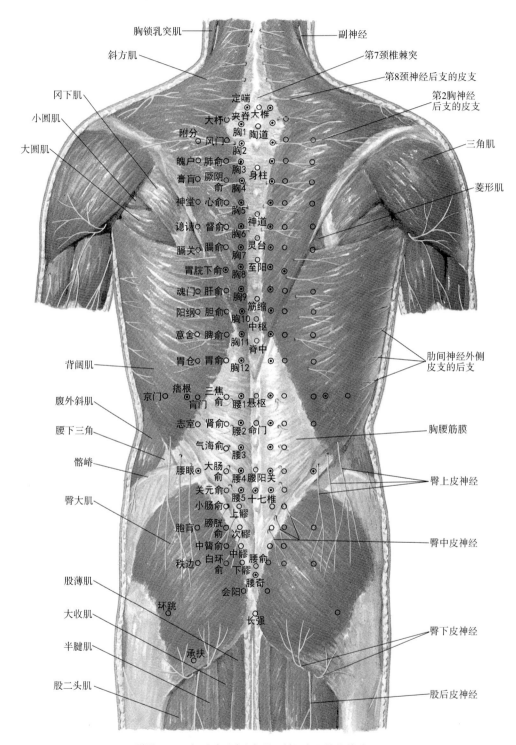

附图 1-17 · 躯干后面腧穴与肌、神经和血管的关系

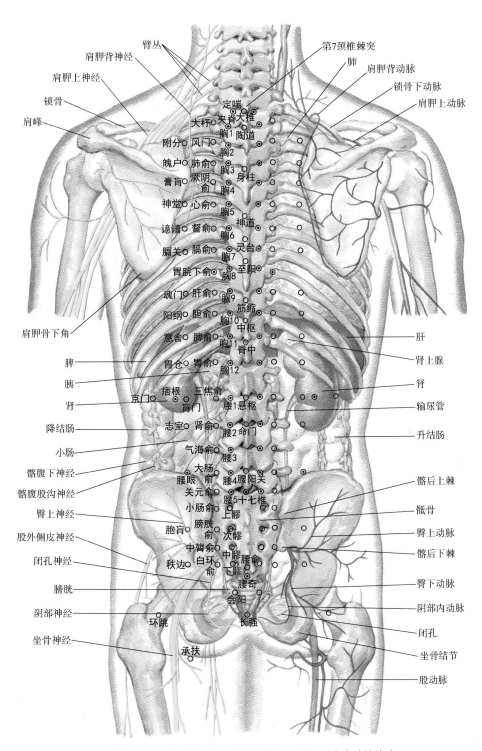

臂丛
肩胛背神经
肩胛上神经
锁骨
肩峰

第7颈椎棘突
肺
肩胛背动脉
锁骨下动脉
肩胛上动脉

定喘
大杼　夹脊大椎
附分　风门　胸1　陶道
魄户　肺俞　胸2
膏肓　厥阴俞　胸3　身柱
神堂　心俞　胸4
譩譆　督俞　胸5　神道
膈关　膈俞　胸6
胃脘下俞　胸7　灵台
魂门　肝俞　胸8　至阳
阳纲　胆俞　胸9　筋缩
意舍　脾俞　胸10　中枢
胃仓　胃俞　胸11　脊中
　　　　胸12

肩胛骨下角

脾
胰
肾

痞根　三焦俞
京门　肓门
志室　肾俞
气海俞
腰眼　大肠
关元俞
小肠俞
胞肓　膀胱俞
中膂俞　中膂
秩边　白环俞　下髎
　　　　腰奇
会阳

腰1悬枢
腰2命门
腰3
腰4腰阳关
腰5十七椎
上髎
次髎
腰俞
下髎

肝
肾上腺
肾
输尿管
升结肠
髂后上棘
骶骨
臀上动脉
髂后下棘
臀下动脉
阴部内动脉
闭孔
坐骨结节
股动脉

降结肠
小肠
髂腹下神经
髂腹股沟神经
臀上神经
股外侧皮神经
闭孔神经
膀胱
阴部神经
坐骨神经

环跳
长强
承扶

附图 1-18 · 躯干后面腧穴与主要神经、血管、骨和内脏的关系

（四）上肢部取穴

肩胛部（附图 1-19～附图 1-21）

1. 肩井（胆经）

取穴·俯伏坐位，当大椎与肩胛骨肩峰连线的中点处取穴。

2. 曲垣（小肠经）

取穴·俯伏坐位，冈上窝内侧端，臑俞与第 2 胸椎棘突连线的中点处取穴。

3. 天髎（三焦经）

取穴·俯伏坐位，当肩胛骨上角处，肩井与曲垣连线的中点取穴；或肩井下 1 寸取穴。

4. 巨骨（大肠经）

取穴·俯伏坐位，锁骨肩峰端与肩胛冈之间凹陷中取穴。

5. 天宗（小肠经）

取穴·俯伏坐位，冈下窝中央凹陷处，平第 4 胸椎取穴。

6. 秉风（小肠经）

取穴·俯伏坐位，冈上窝中央，天宗直上，举臂有凹陷处取穴。

7. 肩贞（小肠经）

取穴·俯伏坐位，臂内收时，腋后纹头上 1 寸取穴。

8. 臑俞（小肠经）

取穴·俯伏坐位，臂内收时，腋后纹头直上，肩胛冈下缘凹陷中取穴。

肩部（附图 1-19～附图 1-24）

1. 肩髃（大肠经）

取穴·正坐位，三角肌上部中点，锁骨肩峰端与肱骨大结节之间凹陷中取穴；或在肩关节上方，当臂外展时，肩峰前方凹陷处取穴。

2. 肩髎（三焦经）

取穴·正坐位，肩髃后方，当臂外展时，肩峰后下方凹陷处取穴。

臂部（附图 1-19～附图 1-27）

1. 天府（肺经）

取穴·正坐位，腋前纹头下 3 寸，肱二头肌桡侧缘取穴。

2. 侠白（肺经）

取穴·正坐位，腋前纹头下 4 寸，肱二头肌桡侧缘取穴。

3. **天泉**（心包经）

取穴·正坐位，腋前纹头下 2 寸，当肱二头肌的长头与短头之间取穴。

4. **极泉**（心经）

取穴·正坐位或仰卧位，臂外展，腋窝顶点，腋动脉搏动处的内侧取穴。

5. **青灵**（心经）

取穴·正坐位或仰卧位，臂外展，极泉与少海连线上，少海上 3 寸，肱二头肌尺侧缘取穴。

6. **清冷渊**（三焦经）

取穴·正坐位或侧卧位，屈肘，肘尖直上 2 寸取穴。

7. **天井**（三焦经）

取穴·正坐位或侧卧位，屈肘，肘尖直上 1 寸凹陷中取穴。

8. **臑会**（三焦经）

取穴·正坐位或侧卧位，肘尖与肩髎连线上，肩髎下 3 寸，当三角肌后缘取穴。

9. **消泺**（三焦经）

取穴·正坐位或侧卧位，清冷渊与臑会连线的中点处取穴。

10. **肘髎**（大肠经）

取穴·正坐位或侧卧位，屈肘，曲池外上方 1 寸取穴。

11. **手五里**（大肠经）

取穴·正坐位或侧卧位，曲池与肩髃连线上，曲池上 3 寸取穴。

12. **臂臑**（大肠经）

取穴·正坐位或侧卧位，曲池与肩髃连线上，曲池上 7 寸；或三角肌止点取穴。

肘部（附图 1-19~附图 1-27）

1. **曲池**（大肠经）

取穴·屈肘侧掌位，肘横纹桡侧端与肱骨外上髁连线的中点处取穴。

2. **尺泽**（肺经）

取穴·屈肘仰掌位，肘横纹上，当肱二头肌腱桡侧缘取穴。

3. **曲泽**（心包经）

取穴·屈肘仰掌位，肘横纹上，当肱二头肌腱尺侧缘取穴。

4. **少海**（心经）

取穴·屈肘仰掌位，在肘横纹尺侧端与肱骨内上髁连线的中点取穴。

5. 小海（小肠经）

取穴·屈肘仰掌位，尺骨鹰嘴与肱骨内上髁之间凹陷中取穴。

6. 肘尖（经外穴）

取穴·屈肘仰掌位，当尺骨鹰嘴尖端处取穴。

前臂部（附图 1-19~ 附图 1-27）

1. 孔最（肺经）

取穴·屈肘仰掌位，在太渊与尺泽连线上，腕横纹上 7 寸取穴。

2. 列缺（肺经）

取穴·屈肘仰掌位，在桡骨茎突上方，腕横纹上 1.5 寸取穴；或左右两手虎口交叉，一手示指压在另一手腕后桡骨茎突之上方，于示指尖下取穴。

3. 经渠（肺经）

取穴·屈肘仰掌位，腕横纹上 1 寸，当桡骨茎突内侧与桡动脉之间取穴。

4. 郄门（心包经）

取穴·屈肘仰掌位，在曲泽与大陵连线上，掌长肌腱与桡侧腕屈肌腱之间，腕横纹上 5 寸取穴。

5. 二白（经外穴）

取穴·屈肘仰掌位，腕横纹直上 4 寸，桡侧腕屈肌腱之两侧缘取穴，一手 2 穴。

6. 间使（心包经）

取穴·屈肘仰掌位，在曲泽与大陵连线上，掌长肌腱与桡侧腕屈肌腱之间，腕横纹上 3 寸取穴。

7. 内关（心包经）

取穴·屈肘仰掌位，在曲泽与大陵连线上，掌长肌腱与桡侧腕屈肌腱之间，腕横纹上 2 寸取穴。

8. 灵道（心经）

取穴·屈肘仰掌位，尺侧腕屈肌腱桡侧缘，腕横纹上 1.5 寸取穴。

9. 通里（心经）

取穴·屈肘仰掌位，尺侧腕屈肌腱桡侧缘，腕横纹上 1 寸取穴。

10. 阴郄（心经）

取穴·屈肘仰掌位，尺侧腕屈肌腱桡侧缘，腕横纹上 0.5 寸取穴。

11. 手三里（大肠经）

取穴·屈肘侧掌位，在阳溪与曲池连线上，曲池下 2 寸取穴。

12. 上廉（大肠经）

取穴·屈肘侧掌位，在阳溪与曲池连线上，曲池下 3 寸取穴。

13. 下廉（大肠经）

取穴·屈肘侧掌位，在阳溪与曲池连线上，曲池下 4 寸取穴。

14. 温溜（大肠经）

取穴·屈肘侧掌位，在阳溪与曲池连线上，阳溪上 5 寸取穴。

15. 偏历（大肠经）

取穴·屈肘侧掌位，在阳溪与曲池连线上，阳溪上 3 寸取穴。

16. 四渎（三焦经）

取穴·屈肘俯掌位，在阳池与肘尖连线上，腕背横纹上 7 寸，桡、尺骨之间取穴。

17. 三阳络（三焦经）

取穴·屈肘俯掌位，在阳池与肘尖连线上，腕背横纹上 4 寸，桡、尺骨之间取穴。

18. 会宗（三焦经）

取穴·屈肘俯掌位，在腕背横纹上 3 寸，支沟尺侧 1 寸，尺骨桡侧缘取穴。

19. 支沟（三焦经）

取穴·屈肘俯掌位，在阳池与肘尖连线上，腕背横纹上 3 寸，桡、尺骨之间取穴。

20. 外关（三焦经）

取穴·屈肘俯掌位，在阳池与肘尖连线上，腕背横纹上 2 寸，桡、尺骨之间取穴。

21. 支正（小肠经）

取穴·屈肘侧掌位，在阳谷与小海连线上，腕背横纹上 5 寸取穴。

22. 养老（小肠经）

取穴·屈肘侧掌位，掌心向胸时，尺骨头桡侧凹陷中取穴。

腕部（附图 1-19~ 附图 1-27）

1. 太渊（肺经）

取穴·屈肘仰掌位，腕掌侧横纹桡侧端，桡动脉桡侧凹陷中取穴。

2. 大陵（心包经）

取穴·屈肘仰掌位，腕掌侧横纹中点处，掌长肌腱与桡侧腕屈肌腱之间取穴。

3. 神门（心经）

取穴·屈肘仰掌位，腕掌侧横纹尺侧端，尺侧腕屈肌腱桡侧缘取穴。

4. 阳溪（大肠经）

取穴·屈肘俯掌位，腕背侧横纹桡侧端，拇指翘起，当拇短伸肌腱与拇长伸肌腱之间的凹陷中取穴。

5. 阳池（三焦经）

取穴·屈肘俯掌位，腕背侧横纹中，当指伸肌腱的尺侧缘凹陷处取穴。

6. 中泉（经外穴）

取穴·屈肘俯掌位，腕背侧横纹中，指伸肌腱的桡侧缘凹陷处；或当阳溪与阳池连线的中点处取穴。

7. 阳谷（小肠经）

取穴·屈肘俯掌位，腕背侧横纹尺侧端，尺骨茎突与三角骨之间取穴。

手部（附图 1-19~ 附图 1-27）

1. 鱼际（肺经）

取穴·屈肘侧掌位，第 1 掌骨中点桡侧，赤白肉际处取穴。

2. 少商（肺经）

取穴·屈肘侧掌位，拇指末节桡侧，距指甲角 0.1 寸处取穴。

3. 劳宫（心包经）

取穴·屈肘仰掌位，第 3 掌骨桡侧，握拳屈指，当中指尖下取穴。

4. 少府（心经）

取穴·屈肘仰掌位，第 4、第 5 掌骨之间，握拳屈指，当小指尖下取穴。

5. 中冲（心包经）

取穴·手中指末节尖端中央。

6. 四缝（经外穴）

取穴·仰掌伸指，在第 2~5 指掌面近节指骨间关节横纹中点处取穴。

7. 十宣（经外穴）

取穴·屈肘仰掌位，十指微屈，在十指的尖端，距指甲游离缘 0.1 寸取穴，左右共 10 穴。

8. 商阳（大肠经）

取穴·屈肘侧掌位，示指末节桡侧，距指甲角 0.1 寸处取穴。

9. 关冲（三焦经）

取穴·屈肘俯掌位，环指末节尺侧，距指甲角 0.1 寸取穴。

10. 少泽（小肠经）

　　取穴·屈肘俯掌位，小指末节尺侧，距指甲角 0.1 寸取穴。

11. 少冲（心经）

　　取穴·屈肘仰掌位，小指末节桡侧，距指甲角 0.1 寸取穴。

12. 合谷（大肠经）

　　取穴·屈肘侧掌位，第 1、第 2 掌骨之间，第 2 掌骨桡侧中点处取穴；或右手拇指、示指张开，以左手拇指的指骨间关节横纹压在右手拇指、示指之间的虎口上，于左手拇指尖下取穴。

13. 三间（大肠经）

　　取穴·屈肘侧掌位，微握拳，第 2 掌指关节后方的桡侧凹陷处取穴。

14. 二间（大肠经）

　　取穴·屈肘侧掌位，微握拳，第 2 掌指关节前方的桡侧凹陷处取穴。

15. 中渚（三焦经）

　　取穴·微握拳，第 4 掌指关节后方，当第 4、第 5 掌骨之间凹陷处取穴。

16. 液门（三焦经）

　　取穴·微握拳，第 4、第 5 指之间，指蹼缘后方赤白肉际处取穴。

17. 腕骨（小肠经）

　　取穴·第 5 掌骨底与钩骨之间，赤白肉际处取穴。

18. 后溪（小肠经）

　　取穴·微握拳，第 5 掌指关节后横纹头，赤白肉际处取穴。

19. 前谷（小肠经）

　　取穴·微握拳，第 5 掌指关节前横纹头，赤白肉际处取穴。

20. 腰痛点（经外穴）

　　取穴·手背第 2、第 3 掌骨及第 4、第 5 掌骨之间，腕背侧横纹与掌指关节中点处取穴，一手 2 穴（图 2-77）。

21. 外劳宫（经外穴）

　　取穴·手背第 2、第 3 掌骨之间，指掌关节后 0.5 寸取穴。

22. 八邪（经外穴）

　　取穴·微握拳，在手背五指之间，指蹼缘后方赤白肉际处取穴，左右共 8 穴。

23. 中魁（经外穴）

　　取穴·在中指背侧，近节指骨间关节横纹中点处取穴。

24. 大骨空（经外穴）

取穴·在拇指背侧，指骨间关节横纹中点处取穴。

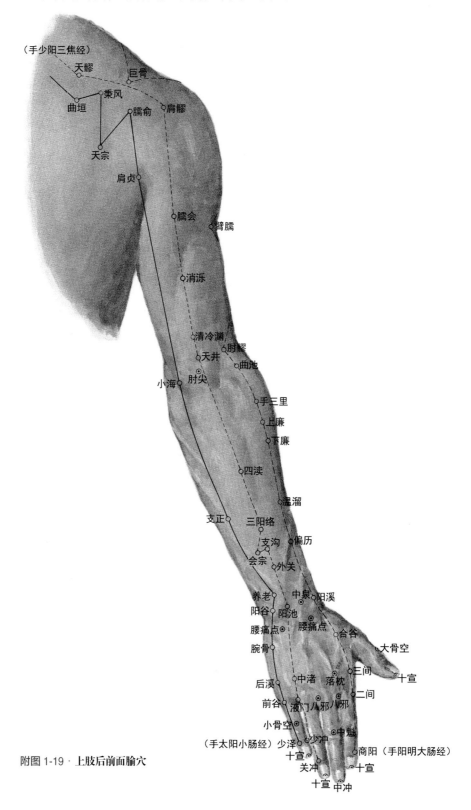

附图 1-19·上肢后前面腧穴

25. 小骨空（经外穴）

取穴·在小指背侧，近节指骨间关节横纹中点处取穴。

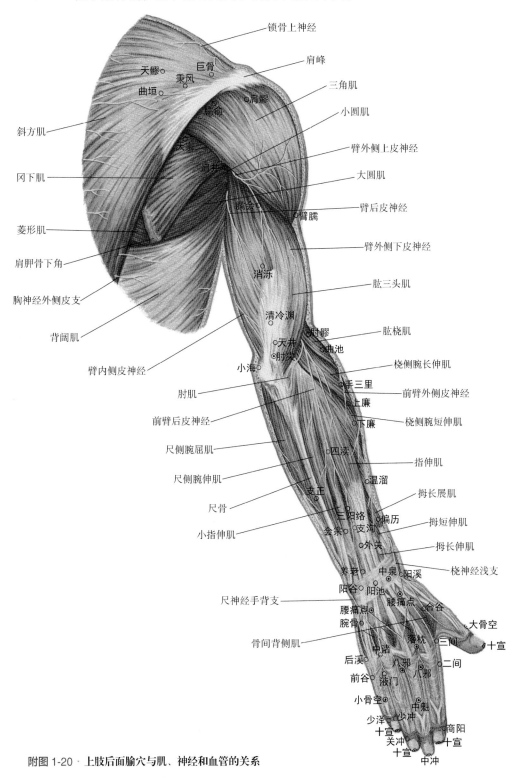

附图 1-20 · 上肢后面腧穴与肌、神经和血管的关系

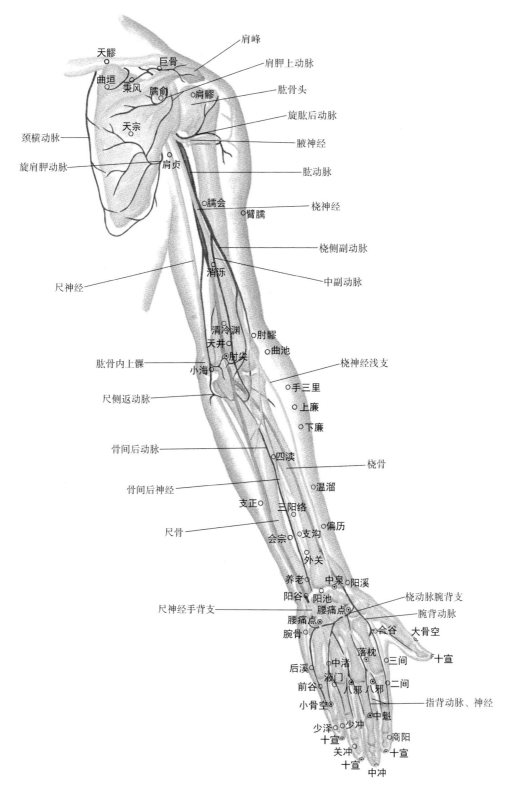

附图 1-21 · 上肢后面腧穴与主要神经、血管和骨的关系

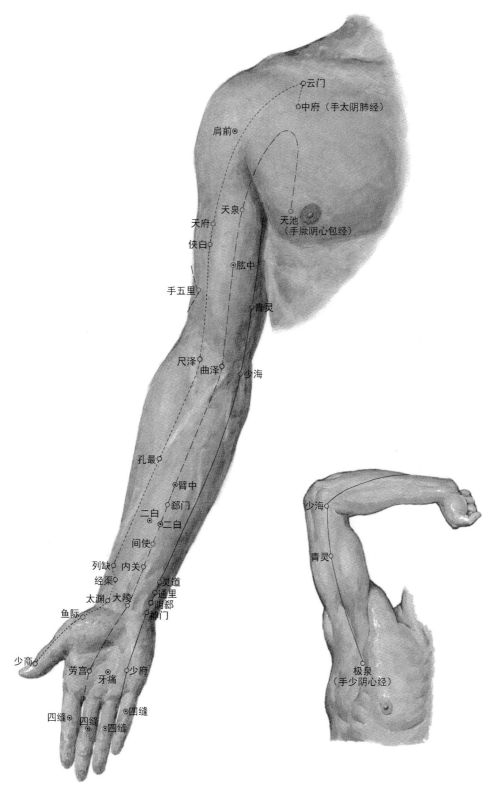

附图 1-22 · 上肢前面腧穴

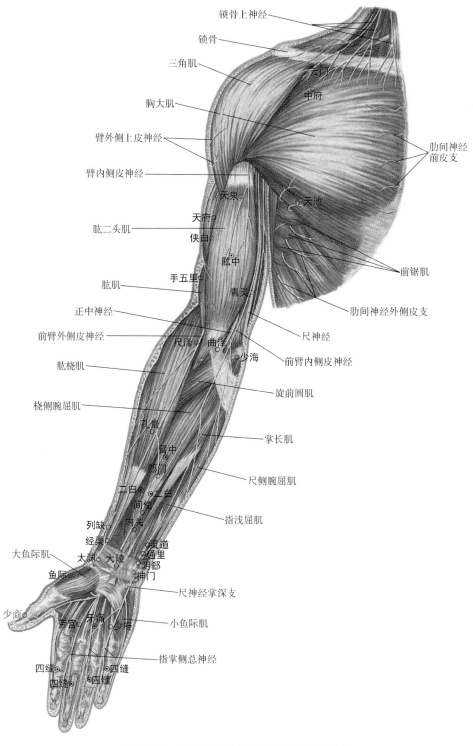

锁骨上神经

锁骨

三角肌

胸大肌

臂外侧上皮神经

臂内侧皮神经

肱二头肌

肱肌

正中神经

前臂外侧皮神经

肱桡肌

桡侧腕屈肌

大鱼际肌

鱼际

少商

云门

中府

肋间神经
前皮支

天泉

天池

天府

侠白

肱中

手五里

青灵

前锯肌

尺泽 曲泽

少海

尺神经

前臂内侧皮神经

肋间神经外侧皮支

旋前圆肌

孔最

臂中

郄门

二白 三白

间使

内关

列缺

经渠

太渊 大陵

灵道

通里

阴郄

神门

掌长肌

尺侧腕屈肌

指浅屈肌

尺神经掌深支

劳宫 牙痛 少府

小鱼际肌

指掌侧总神经

四缝

四缝

四缝

四缝

附图 1-23 · 上肢前面腧穴与肌、神经和血管的关系

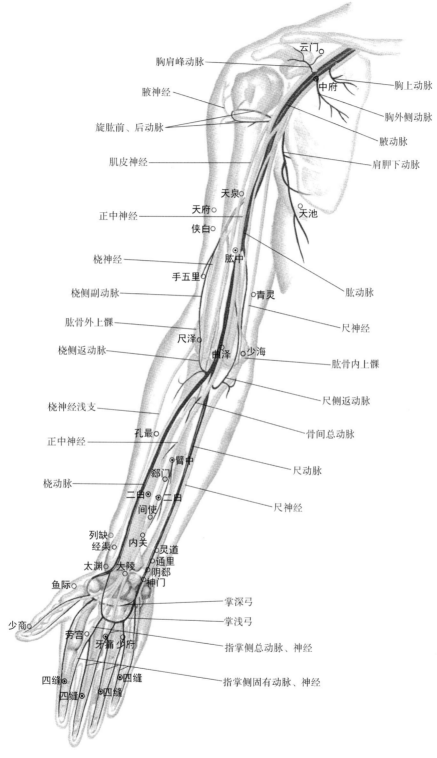

胸肩峰动脉
云门
胸上动脉
腋神经
中府
胸外侧动脉
旋肱前、后动脉
腋动脉
肌皮神经
肩胛下动脉
天泉
正中神经
天府
天池
侠白
桡神经
肱中
手五里
青灵
桡侧副动脉
尺神经
肱骨外上髁
肱动脉
尺泽
桡侧返动脉
曲泽
少海
肱骨内上髁
尺侧返动脉
桡神经浅支
骨间总动脉
孔最
正中神经
臂中
尺动脉
郄门
桡动脉
二白
二白
尺神经
间使
列缺
经渠
内关
灵道
太渊
大陵
通里
阴郄
鱼际
神门
掌深弓
掌浅弓
少商
劳宫
牙痛 少府
指掌侧总动脉、神经
四缝
四缝
指掌侧固有动脉、神经
四缝
四缝

附图 1-24 · 上肢前面腧穴与主要神经、血管和骨的关系

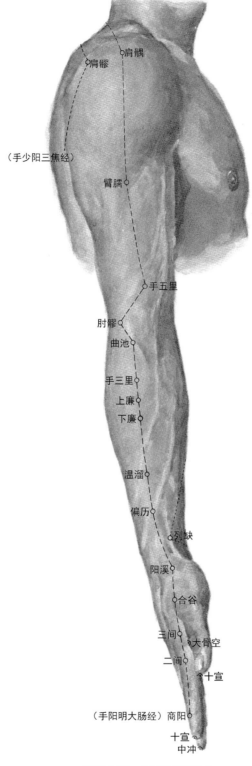

肩髃

肩髎

（手少阳三焦经）

臂臑

手五里

肘髎

曲池

手三里

上廉

下廉

温溜

偏历

列缺

阳溪

合谷

三间

二间

大骨空

十宣

（手阳明大肠经）商阳

十宣

中冲

附图 1-25 · 上肢外侧面腧穴

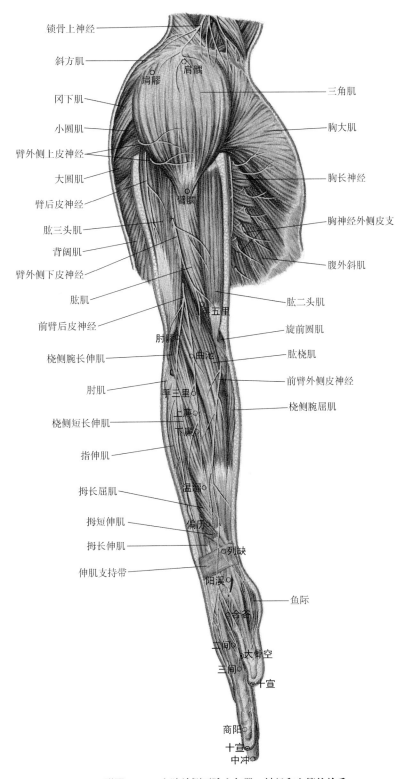

锁骨上神经

斜方肌

肩髎

肩髃

三角肌

冈下肌

小圆肌

胸大肌

臂外侧上皮神经

大圆肌

臂臑

臂后皮神经

胸长神经

肱三头肌

背阔肌

胸神经外侧皮支

臂外侧下皮神经

肱肌

腹外斜肌

前臂后皮神经

手五里

肘髎

曲池

肱二头肌

桡侧腕长伸肌

旋前圆肌

肘肌

手三里

肱桡肌

桡侧短长伸肌

上廉

前臂外侧皮神经

指伸肌

下廉

桡侧腕屈肌

拇长屈肌

温溜

拇短伸肌

偏历

拇长伸肌

列缺

伸肌支持带

阳溪

鱼际

合谷

二间

大骨空

三间

十宣

商阳

十宣

中冲

附图 1-26 · 上肢外侧面腧穴与肌、神经和血管的关系

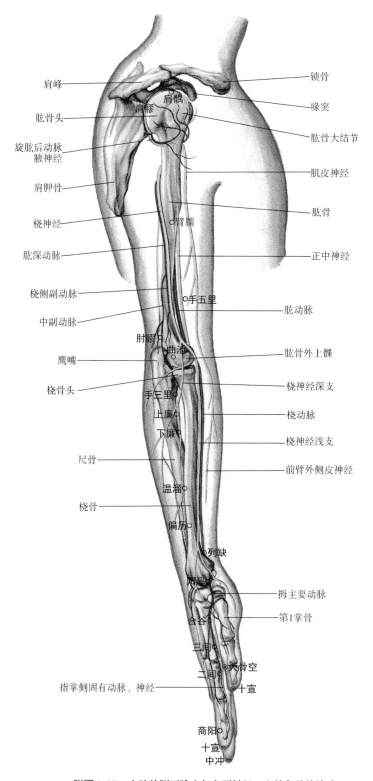

肩峰
锁骨
喙突
肩髃
肩髎
肱骨头
肱骨大结节
旋肱后动脉
腋神经
肌皮神经
肩胛骨
肱骨
桡神经
臂臑
肱深动脉
正中神经
桡侧副动脉
手五里
肱动脉
中副动脉
肘髎
曲池
鹰嘴
肱骨外上髁
桡骨头
桡神经深支
手三里
桡动脉
上廉
下廉
桡神经浅支
尺骨
前臂外侧皮神经
温溜
桡骨
偏历
列缺
阳溪
拇主要动脉
合谷
第1掌骨
三间
二间
大骨空
十宣
指掌侧固有动脉、神经
商阳
十宣
中冲

附图 1-27 · 上肢外侧面腧穴与主要神经、血管和骨的关系

（五）下肢部取穴

臀部（附图 1-28~附图 1-30，附图 1-37~附图 1-39）

1. 居髎（胆经）

取穴·侧卧位，髂前上棘（相当于五枢穴）与股骨大转子最高点连线的中点取穴。

2. 环跳（胆经）

取穴·侧卧位，股骨大转子最高点与骶管裂孔连线的内侧 2/3 与外侧 1/3 交点处取穴。

大腿部（附图 1-28~附图 1-39）

1. 急脉（肝经）

取穴·仰卧位，气冲外下方，耻骨联合下缘中点旁开 2.5 寸取穴。

2. 阴廉（肝经）

取穴·仰卧位，气冲直下 2 寸，大腿根部，耻骨结节下方取穴。

3. 足五里（肝经）

取穴·仰卧位，气冲直下 3 寸，大腿根部，耻骨结节下方取穴。

4. 血海（脾经）

取穴·仰卧位或正坐位，髌底内侧端上 2 寸取穴；或屈膝 90°，医者以右手掌按在患者左腿膝盖上，掌心对准髌骨中央，当拇指尖下取穴（取右血海穴则用左手量取）。

5. 百虫窝（经外穴）

取穴·仰卧位或正坐位，血海上 1 寸取穴。

6. 箕门（脾经）

取穴·仰卧位或正坐位，血海与冲门连线上，血海上 6 寸，缝匠肌后缘取穴。

7. 阴包（肝经）

取穴·仰卧位或正坐位，股骨内上髁上 4 寸，缝匠肌后缘取穴。

8. 髀关（胃经）

取穴·仰卧位或正坐位，髂前上棘与髌底外侧端连线上，平臀横纹处取穴。

9. 伏兔（胃经）

取穴·仰卧位或正坐位，髂前上棘与髌底外侧端连线上，髌底外侧端上 6 寸取穴；屈膝，医者用左手掌后腕横纹正中按在右侧髌骨上缘中点，手指并拢压在大腿上，于中指尖下取穴（取左伏兔穴则用右手量取）取穴。

10. 阴市（胃经）

取穴·仰卧位或正坐位，髂前上棘与髌底外侧端连线上，髌底外侧端上 3 寸取穴。

11. 梁丘（胃经）

　　取穴·仰卧位或正坐位，髂前上棘与髌底外侧端连线上，髌底外侧端上 2 寸取穴。

12. 髋骨（经外穴）

　　取穴·仰卧位或正坐位，梁丘两旁各 1.5 寸取穴，一侧 2 穴，左右共 4 穴。

13. 鹤顶（经外穴）

　　取穴·仰卧位或正坐位，髌骨上缘正中凹陷中取穴。

14. 承扶（膀胱经）

　　取穴·俯卧位，臀大肌下缘，臀横纹中点处取穴。

15. 殷门（膀胱经）

　　取穴·俯卧位，承扶与委中连线上，承扶下 6 寸取穴。

16. 浮郄（膀胱经）

　　取穴·俯卧位，委阳上 1 寸，股二头肌腱的内侧取穴。

17. 风市（胆经）

　　取穴·俯卧位或侧卧位，在大腿外侧中线上，当腘横纹上 7 寸取穴；或直立垂手，以手贴于大腿外侧中线，中指尖下取穴。

18. 中渎（胆经）

　　取穴·俯卧位或侧卧位，在大腿外侧中线上，当风市下 2 寸（或腘横纹上 5 寸），股外侧肌与股二头肌之间取穴。

19. 膝阳关（胆经）

　　取穴·俯卧位或侧卧位，在膝外侧，当阳陵泉上 3 寸，股骨外上髁上方凹陷中取穴。

膝部（附图 1-28~ 附图 1-39）

1. 犊鼻（胃经）

　　取穴·正坐位，髌韧带外侧凹陷中取穴。

2. 内膝眼（经外穴）

　　取穴·正坐位，髌韧带内侧凹陷中取穴。

3. 膝眼（经外穴）

　　取穴·正坐位，髌韧带两侧凹陷中取穴。

4. 委阳（膀胱经）

　　取穴·俯卧位，腘横纹外侧端，股二头肌腱的内侧取穴。

5. 委中（膀胱经）

取穴 · 俯卧位，腘横纹中点，股二头肌腱与半腱肌腱中间取穴。

6. 阴谷（肾经）

取穴 · 俯卧位，腘窝横纹头内侧端，屈膝时，当半腱肌腱与半膜肌腱之间取穴。

7. 曲泉（肝经）

取穴 · 正坐位，屈膝时，腘窝横纹头内侧端上方，胫骨内侧髁后方，半膜肌与半腱肌止端的前上方取穴。

小腿部（附图 1-28~ 附图 1-39）

1. 阴陵泉（脾经）

取穴 · 仰卧位或正坐位，胫骨内侧髁后下方取穴。

2. 地机（脾经）

取穴 · 仰卧位或正坐位，在内踝尖与阴陵泉连线上，阴陵泉下 3 寸取穴。

3. 漏谷（脾经）

取穴 · 仰卧位或正坐位，在内踝尖与阴陵泉连线上，内踝尖上 6 寸，胫骨内侧缘后方取穴。

4. 三阴交（脾经）

取穴 · 仰卧位或正坐位，内踝尖上 3 寸，胫骨内侧缘后方取穴。

5. 膝关（肝经）

取穴 · 仰卧位或正坐位，胫骨内侧髁后下方，阴陵泉后 1 寸取穴。

6. 中都（肝经）

取穴 · 仰卧位或正坐位，内踝尖上 7 寸，胫骨内侧面中央取穴。

7. 蠡沟（肝经）

取穴 · 仰卧位或正坐位，内踝尖上 5 寸，胫骨内侧面中央取穴。

8. 复溜（肾经）

取穴 · 仰卧位或正坐位，太溪直上 2 寸，跟腱前方取穴。

9. 交信（肾经）

取穴 · 仰卧位或正坐位，太溪直上 2 寸，复溜前 0.5 寸，胫骨内侧面后缘取穴。

10. 筑宾（肾经）

取穴 · 仰卧位或正坐位，在太溪与阴谷连线上，太溪上 5 寸，当腓肠肌腹下方取穴。

11. 足三里（胃经）

取穴 · 仰卧位或正坐位，犊鼻下 3 寸，距胫骨前缘外侧一横指取穴。

12. 阑尾（经外穴）

取穴·仰卧位或正坐位，犊鼻下 5 寸，距胫骨前缘外侧一横指取穴。

13. 上巨虚（胃经）

取穴·仰卧位或正坐位，犊鼻下 6 寸，距胫骨前缘外侧一横指取穴。

14. 条口（胃经）

取穴·仰卧位或正坐位，犊鼻下 8 寸，距胫骨前缘外侧一横指取穴。

15. 下巨虚（胃经）

取穴·仰卧位或正坐位，犊鼻下 9 寸，距胫骨前缘外侧一横指取穴。

16. 丰隆（胃经）

取穴·仰卧位或正坐位，条口外一横指，当犊鼻与外踝尖连线的中点取穴。

17. 阳陵泉（胆经）

取穴·仰卧位、侧卧位或正坐位，腓骨头前下方凹陷中取穴。

18. 胆囊（经外穴）

取穴·仰卧位、侧卧位或正坐位，阳陵泉直下 2 寸取穴。

19. 阳交（胆经）

取穴·仰卧位、侧卧位或正坐位，外踝尖上 7 寸，腓骨后缘取穴。

20. 外丘（胆经）

取穴·仰卧位、侧卧位或正坐位，外踝尖上 7 寸，腓骨前缘取穴。

21. 光明（胆经）

取穴·仰卧位、侧卧位或正坐位，外踝尖上 5 寸，腓骨前缘取穴。

22. 阳辅（胆经）

取穴·仰卧位、侧卧位或正坐位，外踝尖上 4 寸，腓骨前缘稍前方取穴。

23. 悬钟（胆经）

取穴·仰卧位、侧卧位或正坐位，外踝尖上 3 寸，腓骨前缘取穴。

24. 合阳（膀胱经）

取穴·俯卧位，在委中与承山连线上，委中下 2 寸取穴。

25. 承筋（膀胱经）

取穴·俯卧位，在委中与承山连线上，腓肠肌腹中央，委中下 5 寸取穴。

26. 承山（膀胱经）

取穴·俯卧位，当伸直小腿或上提足跟时，腓肠肌腹下尖角凹陷处取穴。

27. 飞扬（膀胱经）

取穴·俯卧位，昆仑直上 7 寸，承山外下方 1 寸取穴。

28. 跗阳（膀胱经）

取穴·俯卧位，昆仑直上 3 寸取穴。

踝部（附图 1-28~附图 1-39）

1. 内踝尖（经外穴）

取穴·仰卧位或正坐位，足内侧面，内踝高点处取穴。

2. 太溪（肾经）

取穴·仰卧位或正坐位，内踝尖与跟腱之间凹陷处取穴。

3. 照海（肾经）

取穴·仰卧位或正坐位，内踝尖下方凹陷处取穴。

4. 大钟（肾经）

取穴·仰卧位或正坐位，内踝后下方，当跟腱附着部的内侧前方凹陷处取穴。

5. 水泉（肾经）

取穴·仰卧位或正坐位，内踝后下方，当太溪直下 1 寸，跟骨结节内侧凹陷处取穴。

6. 商丘（脾经）

取穴·仰卧位或正坐位，内踝前下方，当舟骨结节与内踝尖连线中点处取穴。

7. 中封（肝经）

取穴·仰卧位或正坐位，内踝前 1 寸，商丘与解溪连线之间，胫骨前肌腱的内侧取穴。

8. 外踝尖（经外穴）

取穴·仰卧位或正坐位，足外侧面，外踝高点处取穴。

9. 昆仑（膀胱经）

取穴·仰卧位或正坐位，外踝尖与跟腱之间凹陷处取穴。

10. 申脉（膀胱经）

取穴·外踝尖下方凹陷中。

11. 仆参（膀胱经）

取穴·仰卧位或正坐位，外踝后下方，昆仑直下，跟骨凹陷赤白肉际处取穴。

12. 解溪（胃经）

取穴·仰卧位或正坐位，足背与小腿交界处横纹中央，当踇长伸肌腱与趾长伸肌腱之间取穴。

13. 丘墟（胆经）

取穴·仰卧位或正坐位，外踝前下方，当趾长伸肌腱外侧凹陷中取穴。

足部（附图1-28~附图1-39）

1. 然谷（肾经）

取穴·仰卧位或正坐位，足舟骨粗隆下方，赤白肉际处取穴。

2. 公孙（脾经）

取穴·仰卧位或正坐位，第1跖骨底前下方，赤白肉际处取穴。

3. 太白（脾经）

取穴·仰卧位或正坐位，第1跖趾关节后下方，赤白肉际处取穴。

4. 大都（脾经）

取穴·仰卧位或正坐位，第1跖趾关节前下方，赤白肉际处取穴。

5. 隐白（脾经）

取穴·仰卧位或正坐位，姆趾末节内侧，距趾甲角0.1寸取穴。

6. 冲阳（胃经）

取穴·仰卧位或正坐位，足背最高部，当姆长伸肌腱与趾长伸肌腱之间，足背动脉搏动处取穴。

7. 太冲（肝经）

取穴·仰卧位或正坐位，第1、第2跖骨结合部前方凹陷中取穴。

8. 陷谷（胃经）

取穴·仰卧位或正坐位，第2、第3跖骨结合部前方凹陷中取穴。

9. 内庭（胃经）

取穴·仰卧位或正坐位，第2、第3趾间，趾蹼缘后方赤白肉际处取穴。

10. 行间（肝经）

取穴·仰卧位或正坐位，第1、第2趾之间，趾蹼缘后方赤白肉际处取穴。

11. 大敦（肝经）

取穴·仰卧位或正坐位，姆趾末节外侧，距趾甲角0.1寸取穴。

12. 厉兑（胃经）

取穴·仰卧位或正坐位，第2趾末节外侧，距趾甲角0.1寸取穴。

13. 金门（膀胱经）

取穴·仰卧位或正坐位，申脉与京骨穴连线的中点，骰骨下缘处取穴。

14. 京骨（膀胱经）

取穴・仰卧位或正坐位，第 5 跖骨粗隆下方，赤白肉际处取穴。

15. 束骨（膀胱经）

取穴・仰卧位或正坐位，第 5 跖趾关节后方，赤白肉际处取穴。

16. 足通谷（膀胱经）

取穴・仰卧位或正坐位，第 5 跖趾关节前方，赤白肉际处取穴。

17. 至阴（膀胱经）

取穴・仰卧位或正坐位，足小趾末节外侧，距趾甲角 0.1 寸取穴。

18. 足临泣（胆经）

取穴・仰卧位或正坐位，第 4 跖趾关节的后方，小趾伸肌腱外侧缘取穴。

19. 地五会（胆经）

取穴・仰卧位或正坐位，第 4 跖趾关节的后方，第 4、第 5 跖骨之间，小趾伸肌腱内侧缘取穴。

20. 侠溪（胆经）

取穴・仰卧位或正坐位，第 4、第 5 趾之间，趾蹼缘后方赤白肉际处取穴。

21. 足窍阴（胆经）

取穴・仰卧位或正坐位，第 4 趾末节外侧，距趾甲角 0.1 寸取穴。

22. 八风（经外穴）

取穴・仰卧位或正坐位，足背，足五趾之间，趾蹼缘后方赤白肉际处取穴，左右共 8 穴。

23. 气端（经外穴）

取穴・仰卧位或正坐位，足十趾尖端，距趾甲角游离缘 0.1 寸取穴，左右共 10 穴。

24. 独阴（经外穴）

取穴・仰卧位，足第 2 趾跖侧面远节趾骨间关节横纹的中点取穴。

25. 涌泉（肾经）

取穴・仰卧位，跷足时，足前部凹陷处，当第 2、第 3 趾趾缝纹头端与足跟连线的前 1/3 与后 2/3 交点上取穴。

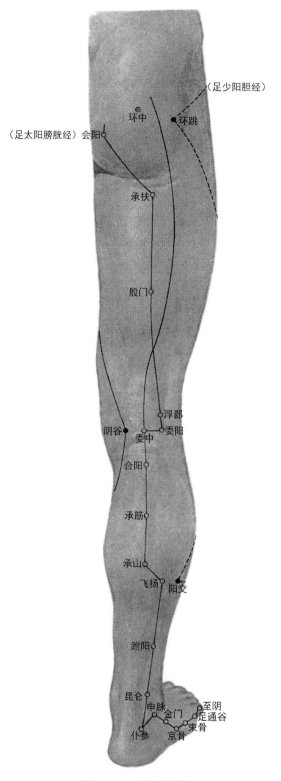

（足少阳胆经）

环中　环跳

（足太阳膀胱经）会阳

承扶

殷门

浮郄

阴谷　委中　委阳

合阳

承筋

承山

飞扬　阳交

跗阳

昆仑

申脉　金门　至阴

足通谷

仆参　京骨　束骨

附图 1-28 · 下肢后面腧穴

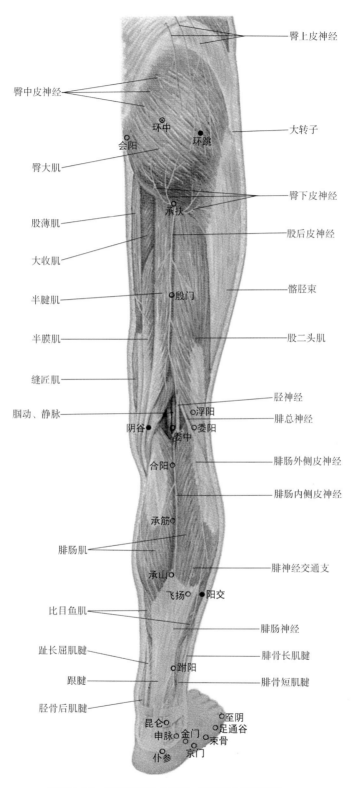

臀上皮神经

臀中皮神经

环中

会阳

环跳

大转子

臀大肌

臀下皮神经

承扶

股后皮神经

股薄肌

大收肌

髂胫束

半腱肌

殷门

半膜肌

股二头肌

缝匠肌

腘动、静脉

胫神经

浮阳

阴谷

委阳

腓总神经

委中

合阳

腓肠外侧皮神经

腓肠内侧皮神经

承筋

腓肠肌

腓神经交通支

承山

飞扬

阳交

比目鱼肌

腓肠神经

趾长屈肌腱

腓骨长肌腱

跟腱

跗阳

腓骨短肌腱

胫骨后肌腱

昆仑

至阴

申脉

金门

足通谷

仆参

京门

束骨

附图 1-29 · 下肢后面腧穴与肌、神经和血管的关系

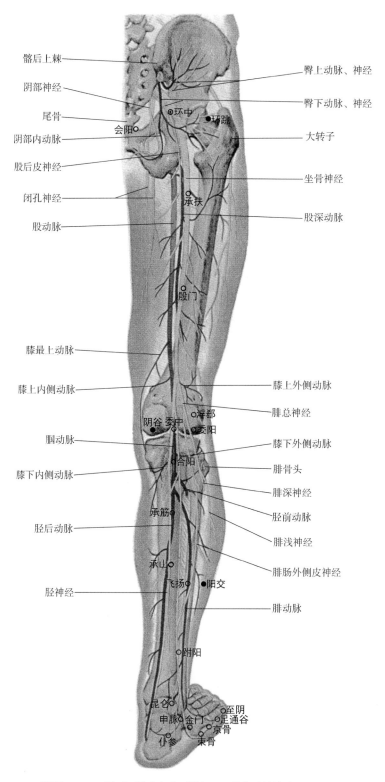

髂后上棘

阴部神经

尾骨

阴部内动脉

股后皮神经

闭孔神经

股动脉

臀上动脉、神经

臀下动脉、神经

大转子

坐骨神经

股深动脉

⊙环中　●环跳

会阳○

承扶

殷门

膝最上动脉

膝上内侧动脉

阴谷　委中

腘动脉

膝下内侧动脉

承筋

胫后动脉

承山

飞扬○　●阳交

胫神经

膝上外侧动脉

腓总神经

浮郄

委阳

膝下外侧动脉

腓骨头

腓深神经

胫前动脉

腓浅神经

腓肠外侧皮神经

腓动脉

合阳

跗阳

昆仑

申脉　金门

仆参　束骨

至阴

足通谷

京骨

附图 1-30 · 下肢后面腧穴与主要神经、血管和骨的关系

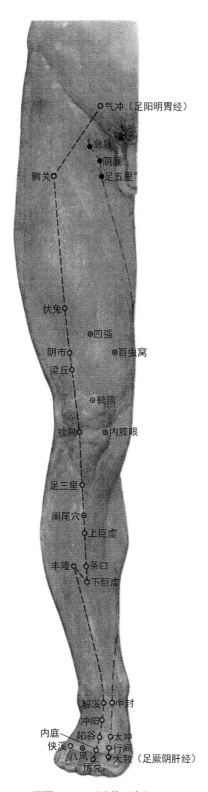

气冲（足阳明胃经）
急脉
阴廉
足五里
髀关
伏兔
四强
阴市　　百虫窝
梁丘
鹤顶
犊鼻　　内膝眼
足三里
阑尾穴
上巨虚
丰隆　条口
下巨虚
解溪　中封
冲阳
内庭　陷谷　太冲
侠溪　　行间
八风　　大敦（足厥阴肝经）
厉兑

附图 1-31 · 下肢前面腧穴

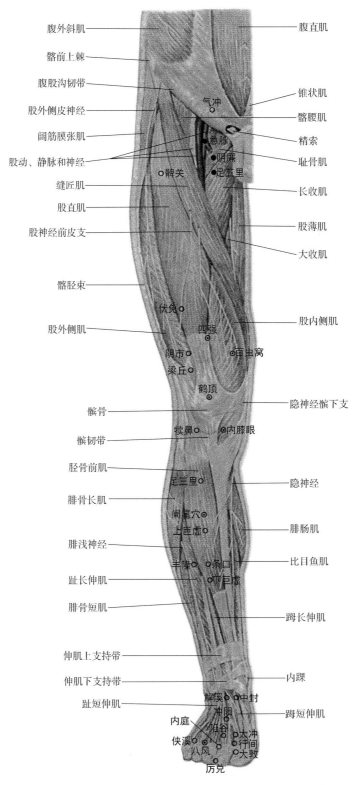

腹外斜肌

髂前上棘

腹股沟韧带

股外侧皮神经

阔筋膜张肌

股动、静脉和神经

缝匠肌

股直肌

股神经前皮支

髂胫束

股外侧肌

髌骨

髌韧带

胫骨前肌

腓骨长肌

腓浅神经

趾长伸肌

腓骨短肌

伸肌上支持带

伸肌下支持带

趾短伸肌

腹直肌

锥状肌

髂腰肌

精索

耻骨肌

长收肌

股薄肌

大收肌

股内侧肌

隐神经髌下支

隐神经

腓肠肌

比目鱼肌

踇长伸肌

内踝

踇短伸肌

气冲

急脉

阴廉

足五里

髀关

伏兔

四强

阴市

梁丘

鹤顶

犊鼻

内膝眼

足三里

阑尾穴

上巨虚

丰隆

条口

下巨虚

解溪

中封

冲阳

陷谷

内庭

侠溪

太冲

八风

行间

大敦

厉兑

百虫窝

附图 1-32 · 下肢前面腧穴与肌、神经和血管的关系

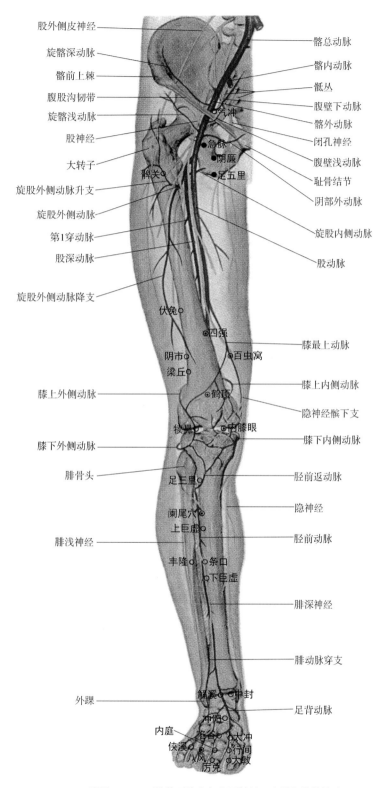

股外侧皮神经
旋髂深动脉
髂前上棘
腹股沟韧带
旋髂浅动脉
股神经
大转子
髋关
旋股外侧动脉升支
旋股外侧动脉
第1穿动脉
股深动脉
旋股外侧动脉降支
伏兔
四强
阴市
百虫窝
梁丘
膝上外侧动脉
鹤顶
犊鼻
内膝眼
膝下外侧动脉
腓骨头
足三里
阑尾穴
上巨虚
腓浅神经
丰隆
条口
下巨虚
外踝
解溪
中封
内庭
冲阳
陷谷
太冲
侠溪
行间
内风
厉兑
大敦

髂总动脉
髂内动脉
骶丛
气冲
腹壁下动脉
髂外动脉
急脉
闭孔神经
阴廉
腹壁浅动脉
足五里
耻骨结节
阴部外动脉
旋股内侧动脉
股动脉
膝最上动脉
膝上内侧动脉
隐神经髌下支
膝下内侧动脉
胫前返动脉
隐神经
胫前动脉
腓深神经
腓动脉穿支
足背动脉

附图 1-33 · 下肢前面腧穴与主要神经、血管和骨的关系

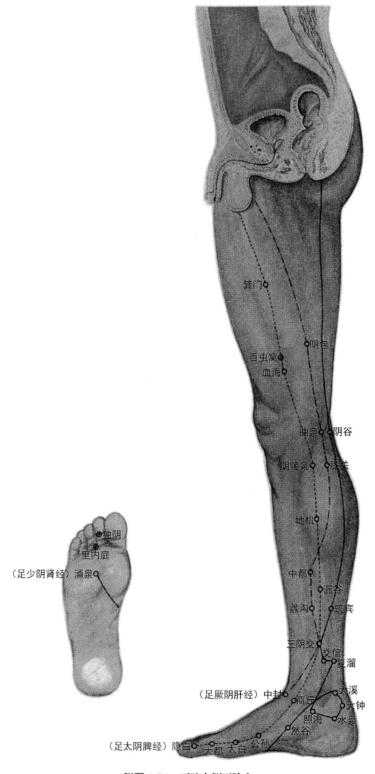

箕门

阴包

百虫窝
血海

曲泉　阴谷

阴陵泉　膝关

地机

独阴

里内庭

（足少阴肾经）涌泉

中都

漏谷

蠡沟　筑宾

三阴交　交信
　　　　复溜

太溪

（足厥阴肝经）中封　　　大钟
　　　　　　　商丘　水泉
　　　　　　　照海
　　　　　　　　然谷

（足太阴脾经）隐白
　　　　　　大都　太白　公孙

附图 1-34 · 下肢内侧面腧穴

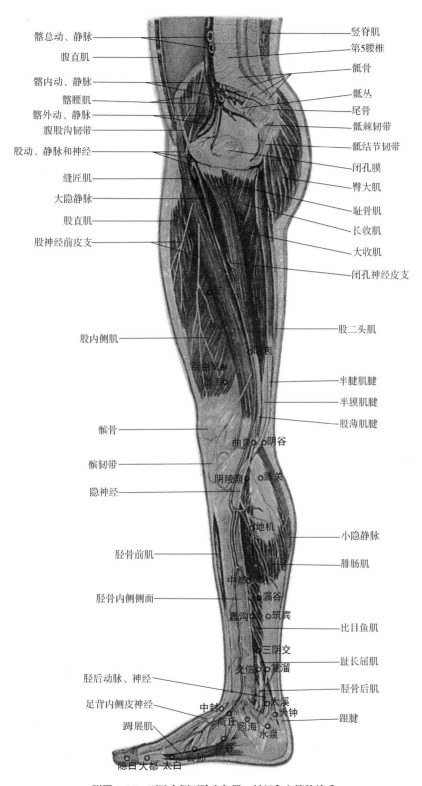

髂总动、静脉
腹直肌
髂内动、静脉
髂腰肌
髂外动、静脉
腹股沟韧带
股动、静脉和神经
缝匠肌
大隐静脉
股直肌
股神经前皮支

竖脊肌
第5腰椎
骶骨
骶丛
尾骨
骶棘韧带
骶结节韧带
闭孔膜
臀大肌
耻骨肌
长收肌
大收肌
闭孔神经皮支

股内侧肌
股二头肌
阴包
百虫窝
血海
半腱肌腱
半膜肌腱
股薄肌腱

髌骨
髌韧带
隐神经
曲泉○阴谷
阴陵泉○○膝关
地机
小隐静脉
腓肠肌
胫骨前肌
胫骨内侧侧面
中都
漏谷
蠡沟○○筑宾
比目鱼肌
三阴交
趾长屈肌
交信○○复溜
胫骨后肌
胫后动脉、神经
足背内侧皮神经
中封○太溪
大钟
跟腱
蹑展肌
商丘照海
水泉
然谷
公孙
隐白大都 太白

附图 1-35 · 下肢内侧面腧穴与肌、神经和血管的关系

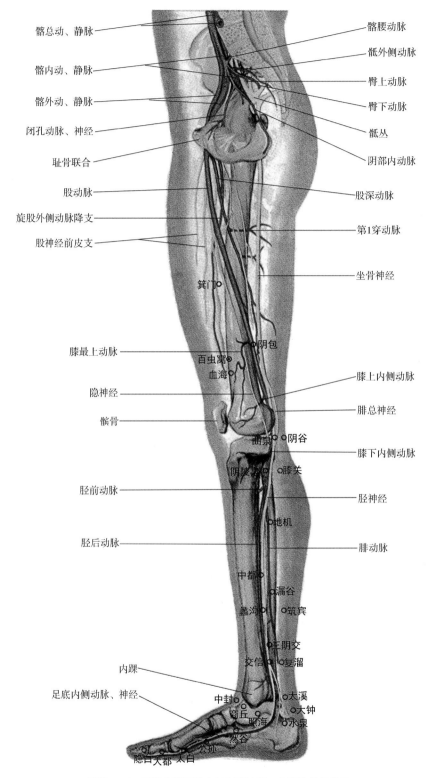

髂总动、静脉

髂内动、静脉

髂外动、静脉

闭孔动脉、神经

耻骨联合

股动脉

旋股外侧动脉降支

股神经前皮支

箕门

膝最上动脉

百虫窝

血海

隐神经

髌骨

曲泉　阴谷

阴陵泉　膝关

胫前动脉

胫后动脉

中都

蠡沟　筑宾

三阴交

交信　复溜

内踝

足底内侧动脉、神经

中封

商丘

昭海

然谷

隐白　大都　太白

公孙

髂腰动脉

骶外侧动脉

臀上动脉

臀下动脉

骶丛

阴部内动脉

股深动脉

第1穿动脉

坐骨神经

阴包

膝上内侧动脉

腓总神经

膝下内侧动脉

胫神经

腓动脉

漏谷

地机

水泉

大钟

太溪

附图 1-36 · 下肢内侧面腧穴与主要神经、血管和骨的关系

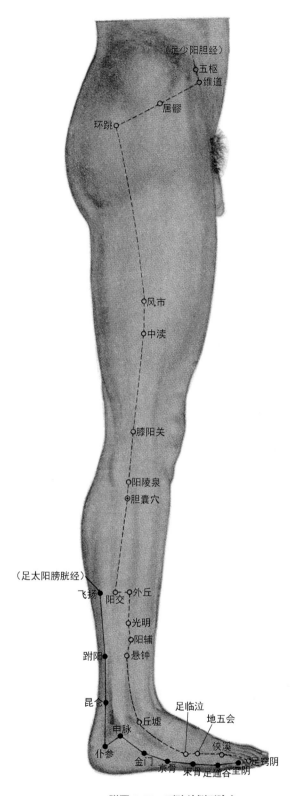

（足少阳胆经）
五枢
维道
居髎
环跳
风市
中渎
膝阳关
阳陵泉
胆囊穴
（足太阳膀胱经）
飞扬
阳交
外丘
光明
阳辅
悬钟
跗阳
昆仑
足临泣
丘墟
地五会
申脉
侠溪
仆参
足窍阴
金门
京骨 束骨 足通谷至阴

附图 1-37 · 下肢外侧面腧穴

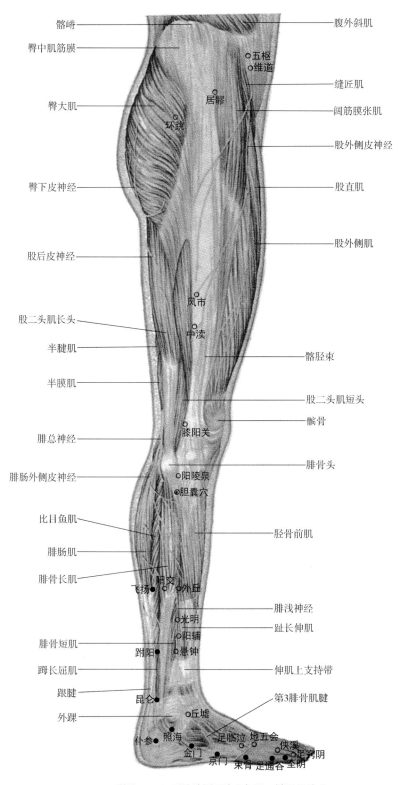

髂嵴
臀中肌筋膜
臀大肌
环跳
臀下皮神经
股后皮神经
风市
股二头肌长头
中渎
半腱肌
半膜肌
腓总神经
膝阳关
腓肠外侧皮神经
比目鱼肌
腓肠肌
腓骨长肌
飞扬
跗阳
蹈长屈肌
跟腱
昆仑
外踝
仆参 照海
金门

腹外斜肌
五枢
维道
缝匠肌
居髎
阔筋膜张肌
股外侧皮神经
股直肌
股外侧肌
髂胫束
股二头肌短头
髌骨
腓骨头
胫骨前肌
腓浅神经
趾长伸肌
阳陵泉
胆囊穴
胕交 外丘
光明
阳辅
悬钟
伸肌上支持带
第3腓骨肌腱
丘墟
足临泣 地五会
侠溪
足窍阴
京门 束骨 足通谷 至阴

附图 1-38 · 下肢外侧面腧穴与肌、神经的关系

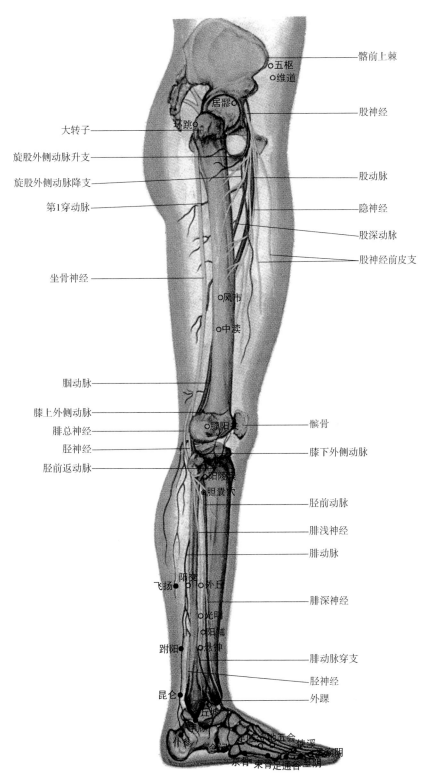

附图 1-39·下肢外侧面腧穴与主要神经、血管和骨的关系

主要参考文献

[1] 聂绪发，严振国. 临床应用表面解剖学 [M]. 上海：上海科学技术出版社，1998.

[2] 张朝佑. 人体解剖学 [M]. 3 版. 北京：人民卫生出版社，2009.

[3] 邵水金. 针灸腧穴标准取穴彩色图谱 [M]. 上海：上海中医药大学出版社，2009.

[4] （法）蒂克萨（Tixa，S.）著. 触诊解剖学图谱 [M]. 楚宪襄，夏蓉译. 郑州：河南科学技术出版社，2001.

[5] 邵水金. 实用躯体解剖学 [M]. 上海：上海中医药大学出版社，2006.

[6] （加）阿吉尔（Agur，A.M.R.），（美）达利（Dalley，A.F.）著. Grant 解剖学图谱 [M]. 左焕琛译. 上海：上海科学技术出版社，2011.

[7] 邵水金. 腧穴解剖学 [M]. 北京：中国中医药出版社，2017.

[8] 邵水金. 躯体解剖学 [M]. 北京：中国中医药出版社，2017.

[9] 邵水金，牛晓军. 局部解剖学 [M]. 3 版. 北京：中国中医药出版社，2018.

解剖名词索引